健康城市：

全球视野下的策略与挑战

徐 迪 著

上海科学技术出版社

内容提要
ABSTRACT

目前，世界上大多数的发展中国家正在经历迅猛的城市化进程，并且这个趋势在近 20 年间仍在不断扩大。快速的城市化意味着比乡村更高的人口密度，然而这只是意味着人口的快速集中，相应的居住环境却并没有匹配，随之而来的就是一系列的人类历史上从未面临过的复杂难题。相当一部分城市居民无法得到安全的环境管理服务、呼吸着被污染的空气。设计不当的城市交通系统也会造成包括道路交通伤害、空气和噪声污染，以及安全身体活动障碍等非传染性疾病和伤害。城市内部人口的快速流动也使得城市本身成为让人不得不重视的疾病传播中心。因此，如何以多领域的视角去看待城市健康问题，以合理的方式去帮助制定良好城市规划的体制和政策框架，以增进城市居民健康和福祉，成为当前最突出的城市问题。本书针对城市化进程中出现的一系列影响到居民健康的问题，在城市规划、地理信息系统、公共卫生、城市产业经济等领域进行了深入的探讨，以行业的前沿视角提出了独到的见解。为了推进健康城市的前沿探索，本书旨在启发读者思路、扩宽视野。

本书适用于城市健康的研究人员、高等院校相关专业的师生，也可供从事城市规划的相关科技人员参考。

前　言
PREFACE

　　不同类型且无序发展的快速城市化使居民健康面临着各种各样的威胁。本书共十一章，提出了一个健康城市建设的基本框架，并依据相关领域的前沿案例作进一步分析，展望了健康城市的未来。

　　第一章梳理了世界上典型城市剧烈城市化所带来的健康威胁，包括但不限于道路交通伤害、空气污染、噪声危害、快节奏和高压环境下导致的心理健康问题及大规模流行病等。

　　第二章围绕智慧城市建设促进城市居民的个人健康进行介绍。结合健康城市的特点，提出了六条城市规划的基本原则和可持续城市规划的五个特征。针对交通拥堵对公共健康造成的各类危害，对应分析了智能交通系统对于缓解交通拥堵的效果。地理信息系统和地理大数据推动了构建公共卫生体系建设。

　　第三章指出城市的公共卫生体系构建是居民健康的重要保障。重新审视城市在疫情传播和疫情防控中发挥的作用，分析水质和空气质量对居民健康的影响。通过优化水资源管理和废物循环利用过程，使得城市资源的可再生循环达到新高度。

　　第四章介绍城市绿地增强了生物多样性，改善了城市环境。分析城市绿地在提供休闲与娱乐的空间、减少城市热岛效应、吸收空气污染物、提供生物栖息地和维持水循环平衡等效果，论证了通过实施有效的绿化计划和促进城市生物多样性对城市环境产生积极影响，有利于构建一个更加健康、可持续的城市环境。

　　第五章指出公共空间和社区支持网络有效缓解了心理健康问题。在对城市人群心理健康问题来源进行剖析的基础上发现，合理的公共空间设计和社区支持网络对缓解心理健康问题具有十分显著的作用。社会恢复性城市主义设计模型将城市中人、空间、自然、运动和数据有机连接起来，同新时代数字文娱活动一起应对城市孤独与社交隔离。

第六章强调健康城市的营造需要居民接受良好的健康教育才能长久。介绍了当前广泛流行的城市健康教育和健康促进方法，强调城市居民健康意识的集成。讨论了包括课堂教育、社区活动、媒体宣传和健康热线在内的方法，这些加强了居民个人的公共卫生素养和行为意识，提高了城市地区的整体健康水平。城市居民的健康素养有所提高，证明了所推行的健康教育服务和健康促进策略的有效性。

第七章指出数字化医疗是健康城市的基础。构建智慧城市中的智慧健康体系，以数据驱动作为健康管理决策支撑。数字化医疗进一步深化为远程医疗或互联网医疗，将数字化、网络化、智能化的设施和解决方案与多种医疗场景的结合，使医疗变得越来越智能，极大缓解了过去"看病难"的问题。医疗健康大数据具有多样性、敏感性、时效性、关联性四大特点，因此除了从法律法规上限制外，还需从数据存储等技术角度进行限制。

第八章通过对城市经济和人口健康的多维度表现进行双向的影响分析，指明了健康的经济和人口的互相影响。人的健康有助于社会经济稳定，减少医疗财政开支，良好的城市经济又使得政府可以投资更多改善人们居住环境。双向循环中还存在着不平等、贫困等阻碍因素，但健康产业仍具有高投资回报率，市场前景广阔。

第九章提出，为实现城市居民人人可获得的健康，健康城市还需要一个完善的医疗服务系统。疾病发生前，预防性医疗如体检、早期干预和健康保险可以显著增强城市居民抵御疾病风险能力及恢复能力，这些措施包括但不限于健康促进和健康教育、体检、疫苗接种，等等。居民患病后，基础医疗设施如社区卫生服务中心、公共空间的医疗设施，以及综合性医院将直接保障人们的生命安全与健康，因此城市中医疗设施的分布与可达性研究必不可少。医疗行业创新性的技术变革，也将为每个人提供全面、公平且高效的医疗保障。

　　第十章以呼吸道过敏中最为常见过敏原花粉过敏为例，提出应对花粉过敏的城市环境治理建议。过敏性疾病已成为全球性的健康问题，在我国也呈现不断增长的趋势，因此明确过敏机理，对过敏原及背后的城市环境变化进行详细的研究迫在眉睫。我国国土广阔、地大物博，各大城市的地缘位置不同，城市环境不同，过敏原不同，造成过敏季时空变化也各不同。

　　最后一章阐释增强城市韧性，建立健康城市的全球合作网络，是未来健康城市发展的重要策略。不断挖掘近些年极端气候事件背后的深层次原因，构建城市规划、公众意识、预测系统三重应对策略，有效增强城市防御灾害能力。建立城市发展的全球合作网络，在公共卫生、城市规划、医疗资源分配等方面开展合作，汲取经验，全面控制健康影响因素，以应对城市化进程中困扰人类健康的问题。

　　本书的出版得到了国家自然科学基金面上项目（42171344）的支持。

徐　迪

2024 年 4 月于上海

目 录
CONTENTS

城市化与健康

第一章

第一节　探讨中国城市化发展

　　为什么要进行城市化？因为城市化是解决我国诸多矛盾的关键点。农村消费水平的不足是造成我国市场疲软的很大一部分原因。要提高农村消费，首先要做的就是提高农村人口的收入，而提高农村人口收入主要途径为提高农产品的价格，但我国农产品价格已经远远排在世界前列，比美国等粮食出口大国的农产品价格都要高，所以再度以提升农产品价格来提高农村人口收入的效果甚微。其次当农产品收入这个蛋糕不能继续做大的前提下，可以通过减少分蛋糕的人从而提高平均农村人口收入，加速城市化进程可以吸引更多的农村人进入城市，减少农村人口。最后，城市化本身也可以创造一定的就业岗位。随着城市数量和人口数量的增加及城市规模的扩大，城市基础设施建设、住房建设和环保建设及城市间交通网建设投资也会增加，以此带动相关产业的发展。城市是中国经济发展的引擎，以全国近 7% 的土地面积生产了 70% 的国内生产总值（GDP）。解决市场消费不足和农村与城市收入差距过大的关键在于加快城市化进程。中国城市化发展迅速，城镇化率从 1978 年的 17.9% 增加到 2019 年的 60.6%，2030 年将有 70% 人口居住在城市。21 世纪是城市的世纪，城市的高质量发展对区域和全球可持续发展至关重要。

一、中国城市化的发展趋势

　　近 40 年来，中国经历了快速的城市化进程。从图 1-1 中国城乡人口分布变化来看，1978 年城镇化率为 18.92%，2018 年达到 59.59%。1978 年城镇人口只有 172.54 万人，农村人口只有 790.14 万人。然而，我国目前有 8 313.7 万城镇人口和 5 640.1 万农村人口。在过去的 40 年里，中国在城市化方面取得了巨大的进步，这对于一些西方国家来说可能需要 100 年。

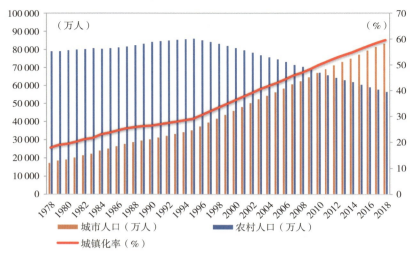

图 1-1　中国城乡人口分布变化

根据世界城市化发展的规律，我国未来城市化发展趋势有以下几个方面：

1. 多元化

鉴于中国面积广阔，不同区域的自然因素、人文条件、经济水平、基础设施等差异很大。因此，中国的城镇化必须从人口密度要求，工业化、资讯化发展要求，服务业成长要求，国土利用效率要求及经济全球化要求出发，适应自然条件和经济社会发展的需要。基于每个城市每个地区自身的特殊性，应审时度势、因地制宜匠心独运创造性地予以解决。

2. 集约型

规模经济集聚效应是城市的根本特点。尽管中国的发展有其特殊性，但也不会脱离城市化的一般规律，尤其是中国人多地少、各类资源的人均占有量很低，更应该走资源节约型的城市化发展模式。必须充分发挥各类城市的规模效益，尽量少占土地，以最小投入获得最大产出。近期以经济效益为主，兼顾社会效益和生态效益；中期以社会效益为主；远期以生态效益为主，同时要警惕在水土资源保护与城市建设中的各类问题。

3. 协调发展

城市发展不可能独善其身，城市化进程中必须协调各方面的关系。一是城镇结构的协调。要形成较为完善且具有高增长性的城市体系，吸引最多的农村人口并产生最大的经济和社会效益。二是城乡之间的协调结合。如果说 20 世纪 50 年代的城乡关系是农村背不动城市，那么现在的情况恰恰相反，是城市背不动农村。只有农村得到了快速发展，才能形成城市化的巨大推力。三是市场与计划的协调。应以市场为主、计划辅助。四是城市拓展方式由外延型向内涵型转变。随着城市人口的集聚，城市空间的扩大成为必然选择。在城市发展的初期，其空间拓展往往是"摊大饼"式的，随着大量城市问题的出现，城市拓展方式发生重大变化，由效益较低的外延型向质量效益较高的内涵型转变。这种转变体现在无序发展让位于规划控制，政府在城市发展中的宏观能力增强；体现在蔓延拓宽让位于内部挖潜，形成功能相对完善的卫星城；体现在二维发展让位于四维并进，从单纯的平面建设（二维）到立体拓展（四维），同时将时间维作为重点，从战略的角度为城市动态发展留出空间。

二、中国城市化的发展建议

结合之前的讨论内容以及我国城市化的基本情况，落实到实际行动上有如下几点建议：

（1）在城市化的过程中应重视特大城市和大城市功能的完善及周边地区卫星城镇的建设，积极调整产业结构，使其发展成为区域科技、信息和创新的中心，强有力地带动腹地区域经济的发展。并且随着改革开放的深入，在全球经济一体化的推动下，中国东部沿海若干个大城市或城市连绵区应积极创造条件发展成为国际城市，在新一轮国际分工中扮演更重要的角色。

（2）在不发达的内陆与山区，应特别强化中小城市的功能。在这些地区，中小城市往往便是经济活动的中心，必须高度重视中小城市的各项综合功能的完善和强化工作，不断扩大其影响力，增强其吸引力，引导其合理增长，使其真正发挥出地区增长点的功能，从而推动区域实现平衡发展。

（3）在大农村地区应积极发展小城镇，打破城乡二元结构。农村城市化是各国城市化起步阶段普遍采取的模式，任何城市最初都起源于农村的村民居住点。我国是农业大国，根据 2020 年第七次全国人口普查的数据，全国各地农村居民人数超 5 亿人，小城镇与乡村联系密切，小城镇可以利用民间投资，容纳大量的农村剩余劳动力并创造就业机会，有效降低快速城镇化过程中"空城"的风险。通过小城镇的过渡性发展，逐步打破城乡二元结构，促进部分小城镇向中等城市转型，为中等城市的进一步发展奠定基础。

（4）努力协调好城市化与生态环境之间的关系，推行可持续城市化发展模式。健康的城市化是经济发展水平和城市化水平相协调的城市化，是经济社会与资源环境协调发展的城市化，是人居环境改善与居民生活质量提高相结合的城市化。因此，必须坚持城镇发展与资源环境相协调，以低资源消耗、低环境代价换取高城市化质量，城市化进程不能超过区域的资源与生态环境承载能力。借鉴德国城市化过程中节能、节地的经验，大力提倡建设节水型、节地型、节材型和节能降耗型城市，推行与新型工业化道路相一致的可持续城市发展模式。

（5）通过试点逐步改革现行的户籍管理制度，建立全国统一的户籍自动登记制度，逐步淡化"市民"和"农民"的概念，代之以"居民"的概念。国民只要合乎相关指标，可在全国任何地方登记为"居民"，享有与他人均等的权利和福利，逐步缩小城乡居民公共福利差距。建议国家逐步减少户籍制度相关限制，并在"伪城镇化"[1]现象突出，且条件相对成熟的地区，如广东、重庆等地先行开展户籍管理制度改革试点，消除附着于户籍的基本权益不平等，破除城乡二元结构，促进社会公平合理。在试点的基础上总结经验和教训，逐步向全国全面推开。

第二节　城市化对健康的影响

一、城市化对健康的积极作用

城市对居民健康的影响体现在多个维度。城市拥有先进的医疗条件，在城市生活可以享受到更好的医疗服务和基础设施。城市居民普遍收入较高，倾向于通过医疗保健、保险等多种途径进行健康投资。不仅如此，城市居民的教育水平较高，在对健康的重视程度和预防疾病知识普及方面做得更好。城市还较农村更关注心理健康。如面对青少年学生在成长过程中会遭遇的多种心理障碍，大多数城市学校已经纳入心理学教育课程，以便在学生遭遇心

---

[1]　伪城镇化又称为"不完全城市化"，是指受中国城乡分割以及户口制度的约束，大量的农村产业工人，虽然居住在城市并被计算为城市人口，但其并不能同等享受到城市的各类公共服务，其收入水平、消费模式无法等同于一般城市人员。

理困扰的不同阶段提供及时的疏导和解答。此外，这些教育机构还配备了先进的心理干预设施，如压力缓解空间，使学生能够在必要时刻释放累积的心理压力。

二、城市化对健康的消极作用

　　城市化为促进人口健康提供了机遇，同时也带来了风险。城市环境中固有的多种健康风险因素，包括化学、生物和物理危害，对居民健康构成威胁。中国的城市化和工业化进程，尤其因其依赖煤炭能源，导致了严重的空气和水污染问题。这不仅直接恶化了环境，还促使了与慢性疾病相关的社会经济因素发生变化。城市生活方式的转变，如从体力劳动向脑力劳动的转型及不健康的饮食习惯，已导致肥胖和高血压病例的显著增加。

三、城市化建成环境与居民健康的关系探究

　　当前城市化与居民健康之间的重要研究方向是城市化建成环境与居民健康之间关系。城市化建成环境与健康因子之间的联系是多样化、复杂化的。秘鲁卡耶塔诺－埃雷迪大学的米兰达教授利用拉丁美洲各国的健康调查数据，分析了次级城市和城市一级的建成环境特征与身体质量指数（BMI）、肥胖症和 2 型糖尿病（T2DM）之间的关系。在对不同因素进行调整后，拟合出了三种不同的模型（图 1-2），在不调整体重指数的情况下，仔细研究了建成环境与 2 型糖尿病之间的关联。

　　研究最终分析了来自 233 个城市的 93 280 名受访者有关肥胖症的数据，以及来自 236 个城市的 122 211 名受访者有关 2 型糖尿病的数据。参与者的平均年龄为 42 岁，女性约占 58%，半数至少受过高中教育。研究得到城市化建成环境与健康关系的结论：

　　（1）交通道口密度：交通道口密度越高，表明街道的连通性越好，这与体重指数、肥胖症和 2 型糖尿病发病率的增加相关。

　　（2）绿化程度：绿地（用归一化差异植被指数测量）与体重指数、肥胖症和 2 型糖尿病发病率成反比，表明绿化更多的地区与更好的健康结果相关。

　　（3）人口密度：较高的人口密度仅与糖尿病发病率呈负相关，这表明人口密度较高的地区可能会降低糖尿病发病率。

　　（4）城市分散度：被称为城市破碎化的城市发展与体重指数和肥胖症发病率的下降有关。然而，这种分散与 2 型糖尿病之间没有明显的联系。

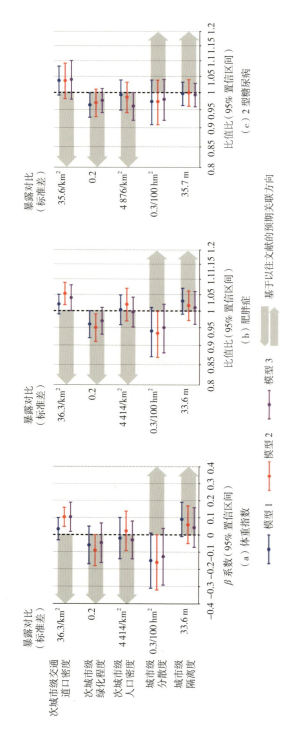

图 1-2 BMI、T2D 与环境特征的三个层次拟合模型

（5）城市隔离度：虽然最初显示出与较高的体重指数和肥胖有一定的关联，但对模型进行调整后发现，城市地区的隔离与体重指数、肥胖症或 2 型糖尿病没有显著的相关性。

四、健康城市的由来

健康城市（Healthy City）最早由世界卫生组织（WHO）在 1994 年提出：健康城市应该是一个不断开发、发展自然和社会环境，并不断扩大社会资源，使人们在享受生命和充分发挥潜能方面能够互相支持的城市。每个健康城市都应力争实现以下目标：创建有利于健康的支持性环境；提高居民的生活质量；满足居民基本的卫生需求；提高卫生服务的可及性。

我国大致沿袭了 WHO 对健康城市的定义，并赋予其特色。在 2015 年《国务院关于进一步加强爱国卫生运动的工作意见》中提出，健康城市是卫生城市的"升级版"。由于健康这一主题涉及多个领域，我国提出"将健康融入所有政策"这一政策发展思路。健康城市建设的重点是：健康"细胞工程"、建立健康管理工作模式、完善环境卫生基础设施、加强饮用水安全管理、改善环境质量、完善公共安全保障体系。爱卫会（全国爱国卫生运动委员会）提出了全国健康城市评价指标体系（2018 版），共包括 5 个一级指标，20 个二级指标，42 个三级指标。一级指标对应"健康环境""健康社会""健康服务""健康人群""健康文化" 5 个重点建设领域，二级和三级指标着眼于我国城市发展中的主要健康问题及其影响因素。

我国健康城市建设的特点为：政府的主导作用强，建设重点放在医疗服务上。同时也存在一些不足，例如城市规划和设计中很少关注健康，公众和私有部门参与度低，缺乏部门协作，缺乏操作性强的评价指标和评价所需的数据，缺乏健康城市的科研和教育。

过于强调公共卫生视角的评价体系不能对城市的全面发展起到很好的指导作用。在国家卫生健康委指导下，清华大学中国新型城镇化研究院联合清华大学万科公共卫生与健康学院，通过调研汇总国内流行城市健康评价指标，基于我国发展国情，对"健康＋城市"理念与评价方法进行了重新梳理。他们采用传统数据＋多源大数据，设计构建了一套符合国际惯例、适用于我国的"清华城市健康指数"（Tsinghua Urban Health Index，TUHI）及相关评价指标体系。其从 2020 年第一版起始至今已发布四版。

在指标体系设计上，"清华城市健康指数"围绕城市健康体系核心角色，设计健康服务、健康产业、健康行为、健康设施、健康环境、健康效用 6 个评价板块（一级指标），17 个评估领域（二级指标），39 个评估项目（三级指标）。这类综合评价体系基于广义健康与可持续发展的理念，围绕城市发展的最终成效进行测评，涵盖社会经济、产业就业、教育文化、公共安全等主题，并通过指标综合形成整体性结果。

五、城市健康

如果说健康城市是一个我们最终要达成的目标，那么城市健康（Urban Health）就是一个与之相对应的研究领域。城市健康涉及范围广泛，包括研究城市特征城市化对人类健康的影响、城市生活方式与健康之间的关系，以及城市环境对居民健康的影响。这包括城市化进程中的环境因素（如空气和水质量）、社会经济条件（如住房、工作环境）、文化因素以及城市规划和治理等方面的影响。城市健康还强调公平的重要性，特别是在提升城市中的弱势群体健康水平方面。健康公平性是指在社会、环境和政治条件中可避免的差异，这些差异会对贫困者、移民，以及种族、民族和宗教少数群体产生不成比例的负担。图 1-3 展现了清华大学中国新型城镇化研究院自 2020 年以来为全国 296 个地级以上城市进行的健康城市指数评价工作所建立的健康指数评价体系。

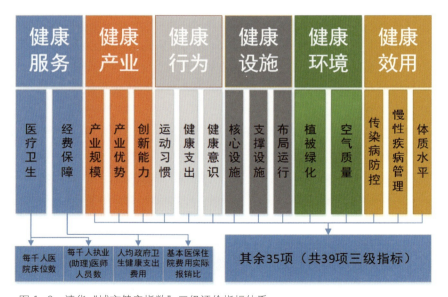

图 1-3 清华"城市健康指数"三级评价指标体系

人的健康如何定义呢？在一些百科词典等工具书上，"健康"通常被简单扼要地定义为"机体处于正常运作状态，没有疾病"。这是传统的健康概念——作为一个生命有机体，没有疾病。在医学上这确实没错，但是随着人类生活水平的不断提高，人类社会不断发展，人们开始渐渐地把视野拓宽，从生物学的意义扩展到了精神和社会关系（社会相互影响的质量）两个方面的健康状态，把人的身心、家庭和社会生活的健康状态均包括在内。

1990 年，世界卫生组织在"三维健康"[2] 的基础上又加以补充，认为健康应包括 4 个方面：身体健康、心理健康、社会适应能力良好和道德健康。这并不仅是从没有疾病和痛苦中跳脱出来，而是试图寻求一种完美的平衡状态，以同时达到作为个体和团体的和谐统一发展。一是身体健康，指身体的结构完好、功能正常，身体与环境之间保持相对的平衡；二是心理健康，又称精神健康，指人的心理处于完好状态，包括正确认识自我、正确认识环境、及时适应环境；三是社会适应能力良好，指个人的能力在社会系统内得到充分发挥，个人能够有效地扮演与其身份相适应的角色；四是道德健康，指个人的行为与社会公认的道德和社会规范一致。

六、城市体检

"体检"一般是指通过医学手段和方法对受检者的身体进行检查，是医疗的诊断环节，是针对症状或疾病及其相关因素的诊察手段。从系统科学角度来看，城市是一个开放的动态复杂巨系统。城市和人一样，也是一个有机生命体，有发育、稳定、萎缩甚至消亡等不同状态，也会"生病"需要治疗。城市体检的目的是治疗"城市病"，比如公共安全隐患、城市交通拥堵、老旧小区体量、城市无障碍环境、养老文体配套等。

城市体检是中国特色社会主义新时代和城市高质量转型发展新阶段的必然。人们对城市服务的诉求，不再是关注城市服务功能"有没有"，而更多转向关注城市功能"好不好"，核心手段就是城市体检。城市在不断发展，"十四五"规划提出建议实施城市更新行动，城市更新不只是简单的旧城旧区改造，而是由大规模增量建设转为存量提质改造和增量结构调整并重。这是我国高质量发展的必然要求。所以说，开展城市体检就是实施城市更新行动的路径。

---

[2]　三维指的是身体、心理、社会三方面。即"健康不仅指一个人的身体没有出现疾病或虚弱现象，而是一种心理、躯体、社会康宁的完美状态"。

目前，我国城市体检主要由两方面进行推动。一是自然资源部发布的《国土空间规划城市体检评估规程（报批稿）》，明确了体检评估工作流程及体检评估指标体系。二是住房和城乡建设部选取体检样本城市进行城市体检，明确了城市体检指标体系。两者目的不同，住建部的城市体检侧重发现城市的优劣势，挖掘城市中存在的"城市病"等问题，侧重城市治理；自资部的城市体检评估侧重于揭示国土空间中存在的问题，用以提高国土空间规划的科学性。

住建部的城市体检围绕城市体检各项指标，采取城市自体检、第三方体检和社会满意度调查相结合的方式开展。自资部的城市体检评估工作由城市人民政府负责组织实施，城市自然资源主管部门结合国土空间规划编制、审批、动态维护、实施监督等职责，牵头具体组织开展，可采取自体检评估和第三方体检评估相结合的方式。

第三节　城市化的挑战与机会

一、城市化带来的挑战

在 20 世纪的 100 年间，占世界人口 15% 的发达国家经历了工业化支撑下的城市化进程，为其社会经济发展奠定了基础。然而，这一进程也带来了新的健康问题和挑战，对人类健康产生了深远影响。当前，发展中国家正以类似的发展路径快速追赶这一进程。这种追赶模式虽然能助力国家的发展，却也带来了新的问题与挑战。

1. 对能源和交通的挑战

中国的快速城市化带来了对基础设施和房地产的巨大投资需求，尤其是在交通和能源方面。1998 年以来，政府实施的投资拉动政策导致每年大约建设 5 000 km 的高速公路，总投资高达数千亿元。此外，城市化也引起对其他基础设施，如水资源、环境保护、跨区域交通的大量投资。这种高速度的城市化不仅促进了工业生产能力的提升，也导致了对重工业产品的大量需求，进而增加了对能源、原材料的消耗。城市化的进程同样引发了资源和环境保障问题，特别是在水资源、土地和能源方面。从 1980 年至 2005 年，中国城市化水平的每 1% 提升，所消耗的水量为 $1.7 \times 10^9 \, m^3$、所占用的建设用地为

1 004 km²、所消耗的能源 6.978×10⁷ t 标准煤。而从 2006 年至 2030 年的 25
年，据估算我国城市化水平每提高 1%，所消耗的水量就达到 3.2×10⁹ m³，
所占用的建设用地将达到 3 459 km²，所消耗的能源将达到 2.013 5×10⁸ t 标
准煤。换算成比例，意味着这 25 年间我国城市化水平每提高 1% 所消耗的
水量、所占用的建设用地、所消耗的能源分别是 1980—2005 年的 1.88 倍、
3.5 倍和 2.89 倍。中国的城市化是一种高能耗、高水耗和高地耗的模式，这
种高资源消耗的城市化在未来 20 年内难以改变。同时，中国制造业在全球
市场上的竞争力和国际资本的转移将维持这种高比例的第二产业结构，从而
持续形成对能源和交通的巨大挑战。

2. 对宏观经济政策的挑战

快速城市化过程中的大规模基础设施建设需要持续的高强度投资，这可
能导致经济过热和泡沫经济的风险，从而对宏观经济政策的调控能力提出挑
战。地方政府在城市建设投资中扮演着重要角色，他们常常依赖于负债来筹
集资金，这可能引发投资的短期化和波动性，尤其是在房地产领域。房地产
市场的波动性，尤其是投机性购房导致的价格上涨和随后的市场萧条，增加
了经济不稳定性。因此，宏观经济政策的主要目标是平抑这些波动并保持经
济的稳定和可持续增长。面对未来 20 年的高强度投资期，经济波动似乎不
可避免，这对国家的宏观经济调控能力是一大挑战。

3. 对环境保护的挑战

伴随工业化与城镇化进程的加快，我国经济社会发展取得了举世瞩目的
巨大成就，成为世界上第二大经济体，但同时粗放型经济发展模式使我国成
为世界上污水排放量最大的国家，也成为污水排放量增长速度最快的国家，
环境问题成为未来持久制约国家社会经济发展的因素。1980 年全国废水排
放量为 3.1×10¹¹ t，2009 年达到 5.96×10¹¹ t，全国有近 1/3 的监测断面仍然
为劣 V 类水质，失去了生态功能。中国的城市化在很大程度上与工业化息息
相关，而工业化与环境污染密切相关，城市化就不可避免地与环境污染密切
相连了。这种连带关系，使中国的城市化过程在一定程度上成了被污染的城
市化过程。

4. 对城市规划和城市管理带来的挑战

科学合理的城市规划不仅给城市带来美学效果，更重要的是优化城市基

础设施的利用效率，改善城市的人居环境。规划的失误是不可更改的失误，建筑物若设计不合理，以后还可拆除，而城市基础设施一旦建成，其布局的缺陷就难以再改变。

5. 对社会保障制度的挑战

我国城市现有人群在 10～20 年内就要进入老龄社会，现有社会保障体系收费不足，没有历史积存的储蓄积累，服务体系不健全，已难以面对老龄社会到达时的需要。现有城市社保体系只能采用"现收现付"制的方式运行，不可能依靠投资收益来保证支付。由于老龄社会很快到来，社保体系不仅难以顺利过渡到储蓄投资制，连"现收现付"制度也可能遇到危机。另外，社会保障制度需要适应新的就业形态。随着第四次工业革命和数字经济的发展，新业态就业者数量已达 8 000 多万人，灵活就业者逾 2 亿人。这使得建立在传统劳动关系基础上的社会保险制度的不适应性日益凸显，对现行社会保障制度及相关的财政体制、社会服务机制等提出了新的挑战。

6. 城乡发展差距及城市房价过高的挑战

改革开放以来，随着城镇化的快速发展，城乡差距拉大，城乡发展不平衡问题凸显（图 1-4）。城镇居民人均可支配收入从 1978 年的 343.4 元增加到 2017 年的 36 396.2 元，同期农村居民人均可支配收入从 133.6 元增加到 13 432.4 元。城乡居民人均可支配收入增长明显，但存在较大差距。城镇居民和农村居民的人均可支配收入比不波动。1978—2017 年可支配收入占比

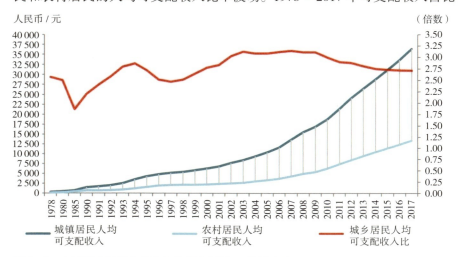

图 1-4　中国城乡居民人均收入差距（1978—2017 年）

均值为 2.81，最小值为 1.86，最大值为 3.14。

新型城市化是农民变市民的城市化。农民变市民固然存在有城市接收能力不足问题，但是农民的过低收入而导致的入城的承受力不足同样十分重要。在新型城市化中，农民面临的最大困扰是城市房价的持续上涨，严重地脱离了农民和农民工的实际收入。房价过高和农民收入过低形成了巨大差距，这就像一道闸门一样，把广大农民拒之城外，使农民和农民工望城生畏。住房是人们生存与生活的最基本的需求和条件。在新兴城市化的进程中，农民转变为市民的过程面临着多重挑战。一方面，城市的接纳能力有限，需要逐步提升以适应不断增长的人口需求；另一方面，农民和农民工的收入水平相对较低，这限制了他们在城市中的居住选择和生活质量。在很多国家，政府通过建设可承受性住房和提供廉租房等措施，努力将房价控制在合理范围内，以满足民众的基本居住需求。例如，澳大利亚通过大量建设可承受性住房和提供宽敞的廉租房，有效地解决了低收入群体的住房问题。这些廉租房的租金通常不会超过租户家庭收入的 1/4，确保了低收入家庭能够获得适宜的居住条件。相比之下，我国在住房政策方面还有待进一步完善。在北京等大城市，群租房的现象普遍存在，这反映出当前的住房市场和租赁价格可能超出了农民工等低收入群体的承受能力。为了促进新型城市化进程的健康发展，有必要从政策层面出发，加大对低收入群体的住房支持，提高他们的生活质量，并推动社会的整体和谐与进步。

二、城市化带来的机遇

城市化是一个全球性趋势，它不仅改变了国家和社会的面貌，还为其带来了广泛的机遇。首先，城市化滞后和农村人口众多为城市提供了丰富的劳动力和市场机会，吸引农村居民迁徙至城市，提高了他们的生活水平，同时也创造了更多的城市消费市场，促进了城市经济的增长。其次，农业劳动力向非农产业的转移不仅提高了劳动力的生产力，还促进了产业升级和经济多元化，增强了城市的竞争力。再次，大规模的海陆空交通基础设施的发展促进了城市之间的联系，为贸易和物流行业提供了机遇，使城市成为经济中心，吸引了更多的投资和商业活动。最后，在城市化过程中，国有和民营企业的实力得以增强，它们更容易获取资源、人才和市场机会，这促进了企业创新和成长，也为城市带来了更多的税收和就业机会。尽管城市化带来了这些机遇，但也需要妥善管理，以应对相关挑战，如住房、环境和社会不平等等问题，以确保城市化能够为社会的可持续发展作出积极的贡献。城市化是一个复杂而多层次的进程，对政府、企业和居民都提出了新的要求，但当机遇得以充分利用时，城市化将成为一个强大的引擎，推动国家和社会的繁荣。

根据联合国《世界城市化展望》预测，如果中国每片土地的作物产量保持在 2015 年的水平，且变化仅受土地流失或开垦的影响，2015—2030 年全国平均作物产量预计将增加 0.5%。到 2050 年，当城市化水平达到 80% 时，这一数值将进一步增加到 0.9%，因为随着城市化的发展，科技和经济的发展也在不断发展，作物品种和农业管理方式也在不断发展。这种影响将远远大于耕地面积变化带来的农业生产增长，这可能会降低农村建设土地复垦的动力。通过更好的农业管理，如灌溉、肥料和劳动力培训来提高作物产量。城市化增加了总耕地面积，减少了农村人口，使农村居民人均耕地面积增加，从而增加了农场规模。这一点很重要，因为劳动密集的小型农场往往被认为是引进现代农业实践的瓶颈。

城市的起源与发展，自始至终与交通紧密相关。最早的城市多是河海码头促成的，今日的大都市都是靠海陆空交通优势提升的。我国近 20 年，特别是近十几年来，海陆空交通大发展，根据铁路测绘局数据，截至 2023 年底，全国铁路运营里程达 159 000 km，高铁里程达 45 000 km。在沿海、沿江建起了数百个港口码头，在东中西部建起机场上百个，所有这些交通设施的建设，都为城市建设和兴起创造了重要条件。

参考文献

［1］ 方创琳.迈向健康城市化的新型模式与政策建议［N］.中国科学报,2013-03-18.
［2］ CHEN M, ZHOU Y, HUANG X, et al. The integration of new-type urbanization and rural revitalization strategies in China: origin, reality and future trends［J］. Land, 2021, 10（2）: 207.
［3］ ANZA-RAMIREZ C, LAZO M, ZAFRA-TANAKA J H, et al. The urban built environment and adult BMI, obesity, and diabetes in Latin American cities［J］. Nat Commun, 2022, 13（1）: 7977.
［4］ CORBURN J. Urban place and health equity: critical issues and practices［J］. International Journal of Environmental Research and Public Health 2017, 14（2）: 117.
［5］ 王大用.中国的城市化及带来的挑战［J］.经济纵横,2005（1）:4-8.
［6］ 任玉岭.新型城市化的机遇与挑战［N］.中国经济时报,2014-11-16.
［7］ WU Y, XI X, TANG X, et al. Policy distortions, farm size, and the overuse of agricultural chemicals in China［J］. Proc Natl Acad Sci USA, 2018, 115（27）: 7010-7015.

智慧城市与健康城市 第一章

　　全世界超过 55% 的人口生活在城市地区，到 2050 年，这一比例将上升至 68%。自 20 世纪 90 年代以来，城市化进程不断加速，与此同时，信息技术蓬勃发展。随着 2008 年 IBM 公司在《智慧地球：下一代领导人议题》演讲首次提出"智慧地球"的概念，智慧城市这一理念便持续发展，应用到各行各业。国际电联智能可持续城市小组界定智慧城市为一种创新型城市，运用信息通信技术等手段以提高生活质量、城市运营效率和服务水平，同时确保满足经济、社会和环境的现在及未来需求。这一定义被学术界和官方机构广泛认可。将智慧城市所涌现的技术手段，例如城市大数据、物联网等，纳入健康城市建设将有助于加速实现我国建设健康城市的宏伟目标。

第一节　城市规划的原则和趋势

一、城市规划的基本原则

　　城市规划是在一定时期内，对城市经济设施、社会设施和基础设施等所做的未来发展计划，其任务是解决社会、经济和城市建设在城市空间上的协调发展问题。从当前城市化所带来的一系列问题来看，城市规划工作者在做城市规划设计时应当考虑到以下基本原则：

1. 可持续性

　　人类所面临的环境过度开发与滥用、能源浪费、土地退化、空气和水污染等问题日益严重，在城市建设过程中，为面对有限的能源供应和全球气候变化的问题，城市自然环境的承载力必须考虑在内。

2. 可达性

　　城市规划设计的范围应当包括确定所有交通活动和交通设施（包括街

道、铁路和运河）的基线。这些交通设施绝大部分时候必须达到和谐统一的
状态，良好的交通系统是达成健康城市不可或缺的条件之一。

3. 多样性

城市规划工作者们常常采用"经典"的设计方案，这样极容易造成千城一
面的风格，每个城市甚至每个地块皆会因其历史背景和地形要素等的不同而有
其特色。通过保护著名景观、历史街道格局以及有趣的历史建筑物，可以保留
城市景观的文化记忆；不同的立面处理方式、人口特征、建筑高度、建筑退进、
景观特征和其他类似要素，这种合理的差异性有助于景观和日照条件的提升以
及建筑可识别性和视觉复杂性的塑造；混合使用与小地块相结合的方式也在城
市建设中屡见不鲜，代表着便利、安全、娱乐和休闲等多个选择。

4. 扩大开放空间

对于单块绿地生态系统来讲，除了考虑其本身的地理适宜性，还应当使
得通往自然景观和从自然景观向外观察的视线通廊必须得到保护。

5. 提高开发强度

开发强度的定义是居家与工作的人们以紧凑、容易接触的方式集中在一
起。呼吁提高开发强度的首要目的在于增强公共交通服务的可行性、促进社
区朝向健康步行的方向发展以及支持便利的社区服务。

二、城市规划的发展趋势

近年来，全球气候变化已成为不容忽视的事实，在城市规划领域如何应
对气候变化日益凸显出其必要性和紧迫性。图 2-1 展示了按照行业划分的全
球与区域的温室气体的排放趋势变化，无论是全球还是按照区域划分，所有
行业的温室气体排放都呈现出显著上升的趋势。而温室气体的过度排放被又
公认为全球变暖的主要原因，由此导致全球海平面上升。城市规划则需要考
虑如何提高城市的防洪能力，例如通过建设海堤、恢复湿地和提高建筑物的
防洪标准。另外全球许多城市极端高温事件的频发加剧了空调的使用，进而
增加能源消耗和温室气体排放，城市规划则需考虑增加城市绿地、使用反射
率高的建筑材料和推广绿色屋顶等措施以限制温室气体过度排放。

在 21 世纪全球城市三大发展趋势的宏观背景下，城市规划往往要发挥
其中作用以减缓气候变化、实现低碳转型。

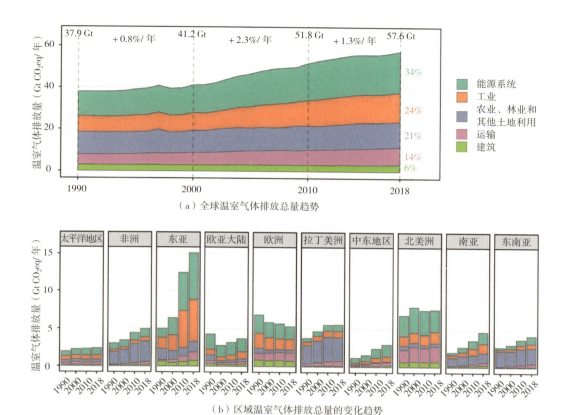

（a）全球温室气体排放总量趋势

（b）区域温室气体排放总量的变化趋势

图 2-1　所有行业的全球与区域温室气体排放趋势

1. 城市全球化

随着全球经济结构的改变，城市空间结构也在发生深刻变化。资本和劳动力全球性流动，产业的全球性迁移，经济活动中心的全球性聚集，促使全球城市体系的多极化，中心城市将更加发展，以实现其对全球经济的控制和运作。城市规划需要考虑如何通过优化资本和劳动力的全球性流动，促进产业的绿色转型和可持续发展，以及加强经济活动中心的环保意识，实现对全球经济的控制和运作的同时，减少对环境的负面影响。

---

* 图中太平洋地区仅包括澳大利亚、新西兰及太平洋岛屿国家，不包含日韩、中国和美国。有关国家或地区分类详见 Lamb W F, Wiedmann T, Pongratz J, et al. A review of trends and drivers of greenhouse gas emissions by sector from 1990 to 2018[J]. Environmental research letters, 2021, 16(7): 073005. 或 IPCC. Climate Change 2022:Mitigation of Climate Change [M]. Cambridge: Cambridge University Press, 附件二第一部分：定义和单位。

2. 区域一体化

区域一体化的实质是世界经济多极化和世界政治多极化。在世界范围的城市发展中，城市用地不断出现重构和置换，如废弃的仓库改造为娱乐中心等。城市往往通过联合周边城镇来促进自己发展。相对应地，在国家层面上，又提出长三角区域一体化发展、粤港澳大湾区、京津冀协同发展等本质上都是区域一体化。区域一体化发展已经成为国家发展战略，是提升国家和国家中心城市核心竞争力的重要突破点。这种城市用地的重构和置换，为城市本身的发展提供了更多绿色发展的可能性，推动绿色交通和低碳生活方式，从而减少温室气体排放，提升区域整体的环境质量。

3. 信息网络化

信息革命使得人们更加亲密而亲近大自然，城市建设的时空关系会发生革命性变革。数字化和网络化技术的应用，可以帮助城市规划更加精细地监测和管理城市环境，提高能源利用效率，减少资源浪费，从而在促进经济发展的同时，保护和改善城市生态环境。

第二节　可持续城市规划

自 20 世纪 90 年代以来，欧洲和美国开发了可持续城市形态模型，以应对城市扩张带来的环境弊病，特别是紧凑城市模型、新城市主义、智能增长和交通导向型发展。中国城市的发展普遍倾向于紧凑城市模式，这些城市通常密度高、土地利用程度高且优先发展公共交通。城市形态基本上可分为分散蔓延型、集中紧凑型和中心蔓延型（图 2-2）。

城市化所带来的人口膨胀、交通拥堵、水资源短缺、垃圾处理等问题日益严重，这些大大小小的城市病已经给我们敲响了警钟，可持续城市和健康城市的建设迫在眉睫。2015 年联合国通过的《2030 年可持续发展议程》中提出可持续发展目标（SDGs），其中可持续城市与社区为第 11 条内容："可持续城市与社区"致力于建设包容、安全、有风险抵御能力和可持续的城市及人类居住区。我国也积极响应联合国的可持续发展号召，先后发布《中国落实 2030 年可持续发展议程国别方案》《中国落实 2030 年可持续发展议程创新示范区建设方案》（国发〔2016〕69 号）。与之相对应的，《"健康中国 2030"规划纲要》随即发布，指出：要把健康城市和健康村镇建设作为推进

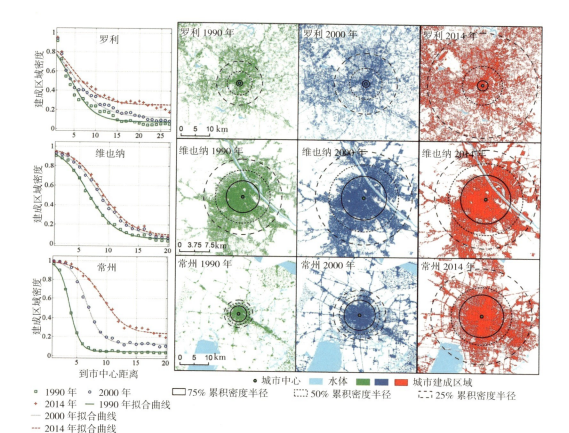

图 2-2　使用城市核心区和郊区的比例来划分的三种城市形态 *

健康中国建设的重要抓手，保障与健康相关的公共设施用地需求，完善相关公共设施体系、布局和标准，把健康融入城乡规划、建设、治理的全过程，促进城市与人民健康协调发展。

一、可持续城市规划特点

　　健康城市建设是实现城市化进程可持续发展的有效途径，城市规划是影响城市居民健康的关键因素。可持续的城市规划有以下几点特征：

---

* 　DONG T, JIAO L, XU G, et al. Towards sustainability? Analyzing changing urban form patterns in the United States, Europe, and China [J]. Science of The Total Environment, 2019, 671: 632-643.

1. 支持自然资源与土地的可持续管理和使用

可持续城市规划尤其注重将大量的绿地和公共空间纳入规划中，提供休闲、锻炼和生态系统的融合，这有利于提高城市的环境质量，提供社区参与的场所。对受污染土地的可持续开发一直是任何一个城市进行可持续规划的首要难题。例如，台湾省棕地的问题一直无法得到妥善解决，其修复必须纳入未来城市规划的土地利用类别。有研究根据环境影响，评估了棕地开发的净外部效益［B_i（NTD）］和净收益［C_i（NTD）］，并开发了棕地可持续性指数（BSI），为不同土地再利用方案的可持续再开发提供了可靠的评价方式，如图 2-3 所示。

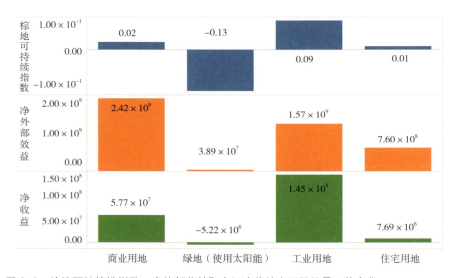

图 2-3　棕地可持续性指数、净外部收益和净经济收益在不同场景下的变化

2. 适当紧凑性和密度、多中心化以及混合用途

在可持续城市规划中，密度、多中心化以及混合用途是关键考量因素。合理分配和充分利用城市内部空间是可持续城市规划的核心，鼓励高密度的城市设计，以减少土地浪费。这涉及通过垂直建设来节省土地，同时保证城市的可达性和可持续性。提高住宅密度能显著减少碳排放。然而，为实现较低能源消耗，最适宜的城市形态和密度有时会与追求最大经济效益或社会可持续性的目标发生冲突。例如，高密度城市设计虽然能更可持续地利用土地，却可能对住宅采光造成负面影响。在密集建筑区域，周围建筑物可能遮挡大部分阳光，导致室内缺乏日照，进而增加人工照明的能耗。有关研究指

出开发容积率对建筑物日照潜力影响显著，其次是场地覆盖率、开发布局和建筑类型。因此，在任何建筑项目的初期阶段就需将室内日光环境条件与住宅开发规划联系起来。

3. 触发规模经济和集聚经济的效应

产业协同集聚对资源型城市可持续发展具有促进作用。并且，资源利用效率、环境污染程度、技术进步水平和就业结构优化是产业协同集聚影响可持续发展的重要机制，其中技术进步水平和就业结构优化的作用效果更为明显。吴永超等人以波特假设为基础，以集聚经济为理论基础，利用双重差分模型和中国 264 个地级城市 2003—2018 年的面板数据，考察了生态产业园区的建立对所在城市绿色创新的影响。研究结果表明，国家生态产业园的建立对地方城市的地理标志产生了显著的正向影响，这种影响主要是通过技术创新、产业结构升级、人力资本集聚等机制实现的。图 2-4 说明了在生态产业园区建立之前，各时期解释变量的系数估值均未达到 5% 的显著性水平，说明生态产业园区建立前城市绿色创新水平并未显著改善，模型不存在系统误差。建立期及后续的政策虚拟变量系数均显著为正，表明生态产业园区的建立促进了绿色创新，研究结果可靠。与传统的工业园区不同，生态产业园

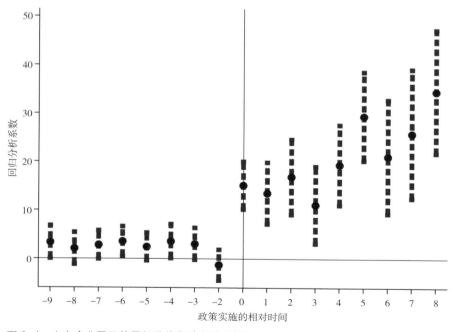

图 2-4　生态产业园区的平行趋势和动态效应检验

区以产业生态学和循环经济理论为指导，着眼于构建复杂的生态系统和资源循环网络，旨在最大化资源的有效利用。这种新型产业园区不仅关注企业的经济利润，同时也达到了对环境不良影响的最小化。

4. 推动知识的传递

不断创建、推广和改进使用现有技术和社交工具的开放性、大数据平台，在政府、企业和个人在内的相关方之间传递和分享知识，通过电子政务、信息和通信技术辅助办法和地理空间信息管理，加强有效的城市规划和管理，提高效率和透明度。在公共服务方面，随着时代的发展，国家对纠风治理工作日益重视，市民对于公共服务的满意度要求不断提升，市民的咨询、建议、投诉和举报的数量飞速增加，上海市民服务热线 12345 人工电话坐席模式已难以完成新时期城市社会管理所赋予的艰巨任务，单纯依靠人工处理，正逐渐凸显出力不从心的问题。通过 AI 赋予互联网 + 政务惠民服务，各个政务服务领域正在经历着信息化带来的变革，市民也享受到了前所未有的巨大便利。上海市 AI + 12345 服务热线解决方案，运用了大数据、语音识别、神经语言程序学（NLP）、深度学习等技术，基于东方金信海盒大数据平台的人工智能组件开发建设，将人脑无法快速定位的问题通过分词解意的方式进行大数据文本挖掘处理，深度分析文本信息，解决了办件分类不准确、办件派单不准确、结构化数据准确率低且真实性差、数据分析响应周期长等老大难问题，显著提高了热线办件准确率、处置效率和市民满意度，为社会管理决策分析提供了支撑。

5. 应用智能交通系统

依附在物联网及地理大数据平台上的智能交通系统也是可持续城市规划当中重要的一环。智能地理信息系统利用物联网传感器和大数据分析来监测和管理城市交通流量，优化了信号灯、交通导向，减少交通堵塞和通勤时间，提高交通效率。同时对于建设环保的基础设施，如绿色交通枢纽和电动初始化充电站等的推广，促进了可持续出行方式变得广泛多样。

二、度量可持续发展——各种城市可持续发展"指数"

2015 年，联合国大会第七十届会议通过了《2030 年可持续发展议程》，呼吁世界各国为完成 17 项可持续目标而共同努力。次年，联合国第三次住房和城市可持续发展大会（简称"人居三"）在厄瓜多尔首都基多举行，会议审议通过了《新城市议程》。类似于各式各样的健康城市的评估体系，联合国、中国、欧盟和美国也拟定了多种城市可持续发展评估体系。联合国人居署建立的全球城市监测框架（UMF）（图 2-5）和"城市繁荣指数"、中国国际经济交流中心发布的中国可持续发展指标体系、欧盟环境署提出的城市环境可持续性目标评估和美国的可持续发展解决方案网络（SDSN USA）等都是最新的城市可持续发展指标评估体系。但是这些评估体系并非都是在 17 项可持续目标基础之上建立的，且不适用于大部分城市，由此"上海指数"应运而生。

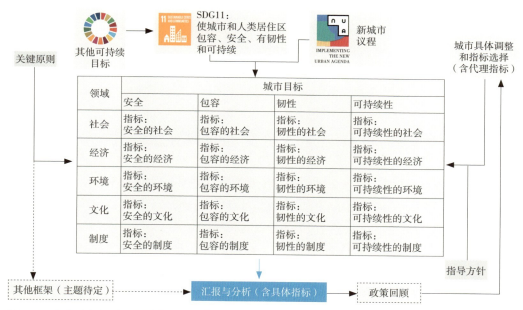

图 2-5　全球城市监测框架及其内涵示意图

"上海指数"是在联合国人居署、中华人民共和国住房和城乡建设部、上海市人民政府的联合支持下，以联合国《2030 年可持续发展议程》和《新城市议程》为基础，由同济大学、联合国人居署及多国专家学者共同研发的国际权威指数，旨在对全球主要城市的可持续发展水平进行评估，树立"以人为本"的可持续发展理念。不同于以往的只追求经济规模，过分看重 GDP 数值，"上海指数"类似于城市体检，以人为中心，综合考虑经济、文化、社会、环境和治理不同领域和包容、安全、韧性和可持续（SDG 11 目标）特点而构建，且具有一定适应性，可根据城市不同人口规模、经济发展水平、区位等诸多因素的不同而进行分级分类的动态优化。实际上"上海指数"有许多内容是与城市体检内容相关的，这也是来自中国近年来大力推行城市体检的经验。"上海指数"对标全球同等级的国际化大都市，将城市体检用国际话语讲述出来，分享上海智慧和经验。

"上海指数"指标由核心指标和适应性指标组成。核心指标以国际通用性指标为主，确保各国城市全覆盖。适应性指标则对不同城市发展水平、人口规模、文化背景等进行分类分级。整体架构是"1+5+N"。其中，"1"代表综合指数，"5"代表五大子指数（经济、社会、环境、文化和治理），"N"代表主题性指数，可根据不同主题和各城市不同发展重点和亮点来设立主题性指数。目前，"上海指数"正在全球不同层级、不同等级的城市中试点应用，其中涉及东京、纽约、伦敦、巴黎等20多个国际城市；中国城市覆盖京津冀、长三角、粤港澳、成渝和长江中游等5个城市群，和上海嘉定、青浦、松江、奉贤、南汇五大新城。

第三节　智能交通系统与减少交通拥堵的重要性

技术进步和经济增长导致交通服务系统对智能交通系统的需求不断增加。在物联网时代，智能交通系统中的所有组件都将连接起来，以提高运输安全性，缓解交通拥堵，减少空气污染，增强驾驶舒适性。

智能交通系统（intelligent transportation system，ITS）是指在较完善的交通基础设施之上，将先进的信息技术、数据通信技术、计算机处理技术和电子自动控制技术进行有效集成，通过先进的交通信息采集与融合技术、交通对象交互以及智能化交通控制与管理等专有技术，加强载运工具、载体和用户之间的联系，提高交通系统的运行效率，减少交通事故，降低环境污染，从而建立一个高效、便捷、安全、环保、舒适的交通体系。ITS可以通过智慧城市技术和人工智能技术等实现道路的高效利用。例如，利用人工智能技术，可以对交通流量进行实时监控，并利用数据分析技术进行预测和调度，从而实现道路的高效利用。图2-6展示了某企业开发的城市交通系统智能解决方案框架。

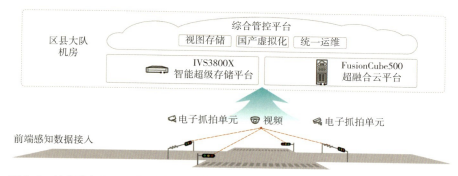

图 2-6　某种城市交通系统智能解决方案

一、拥堵的交通带来负面影响

2021 年，全国机动车四项污染物排放总量为 15 577 000 t。其中，一氧化碳（CO）、碳氢化合物（HC）、氮氧化物（NOx）、颗粒物（PM）排放量分别为 7 683 000 t、2 004 000 t、5 821 000 t、69 000 t。汽车是污染物排放总量的主要贡献者，其排放的 CO、HC、NOx 和 PM 超过 90%。而在新冠疫情封控前中后期，全球主要城市的 $PM_{2.5}$ 水平也出现了短期内的明显下降，如图 2-7 所示。中国（2.9 亿辆）、美国（2.8 亿辆）和印度（2.1 亿辆）是全球登记车辆数量最多的国家。与其他国家相比，发展中国家（尤其是印度和中国）的汽车保有量预计将在未来几十年内大幅增长。

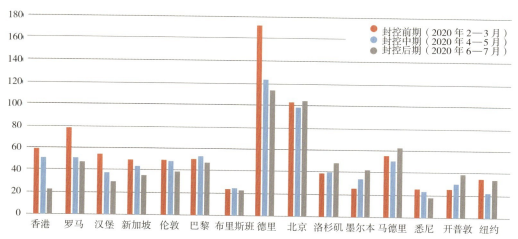

图 2-7　在面对新冠疫情封控的前中后期，主要城市的 $PM_{2.5}$ 水平的短期比较

有研究指出，交通与健康之间存在着 14 种关联，其中 11 种可能带来负面健康影响。这些影响包括缺乏身体活动、空气污染、交通事故、噪声、高温、压力、社区隔离、社会排斥、温室气体排放、污染和电磁场。交通拥堵所导致的空气污染和交通事故不仅造成经济和能源损失，也对公共健康造成严重影响。这些影响涉及以下几个方面：

（1）交通拥堵会导致空气污染及噪声污染，尤其是在城市中心地区。汽车尾气中的有害物质，如颗粒物、一氧化碳和二氧化氮等，会对人体健康产生负面影响。长期暴露在这些污染物中可能会导致呼吸系统疾病、心血管疾病和肺癌等。许多学者在为城市道路交通造成的空气污染寻找证据，德国柏林 80% ~ 90% 的城区空气污染物来自道路交通。至 2019 年，全球 90% 的城市人口居住在平均细颗粒物（$PM_{2.5}$）浓度已超过世界卫生组织空气质量指南的地区。另外，噪声也会对神经系统和血管系统造成危害，引发和加重心血管疾病。噪声能损害儿童的大脑，长期处在噪声环境中的儿童，其智力发育要比在安静环境中迟缓；对妇女来说，噪声会对排卵机能有不良影响，还可能使胎儿产生畸形发育。交通拥堵所造成的环境质量下降对胎儿生长同样有着不确定的影响。当有学者利用得克萨斯州 2015—2016 年的基于人群的出生队列并结合联网车辆数据进行研究时，发现交通拥堵与新生儿体重存在负面相关。在 579 122 名新生儿中，研究显示即使在考虑社会人口学特征、典型交通量和环境共同暴露的情况下，交通拥堵与足月新生儿体重降低（8.9 g）存在一致的不良关联。因此，改善交通拥堵的状况，减少中心城区的污染，提高环境质量无疑将促进公共健康。

（2）交通拥堵还会增加驾驶人员的压力和焦虑，减少其与社会互动的时间，使其感到抑郁、愤怒和烦躁，从而对其心理健康产生不良影响。全球许多城市面临着严重的交通拥堵问题。据统计，在排名前十的最拥堵城市中，每位汽车通勤者每年平均要花费约 162 h 在交通上，这导致了驾驶者和乘客的社交互动机会减少。倾向于采用汽车作为主要出行方式也使得人们长时间久坐成为常态。以汽车为中心的生活方式在一定程度上解释了身体活动不足日益成为全球过早死亡的主要原因之一（2008 年有 5 300 000 人死亡）。王熙泽等人利用拉丁美洲某城市的调查数据探讨了通勤模式与心理健康之间的关系。他们采用多级非线性模型，根据社会人口统计和邻里特征进行了调整，估计了通勤模式与抑郁风险之间的关联程度。研究发现，通勤时间每增加 10 min，抑郁症筛查呈阳性的概率就会增加 0.5%（$p = 0.011$）。

二、智能交通系统可以带来什么

智能交通系统具有高度的集成化，可以很大程度上缓解交通拥堵。它利用先进的通信、计算机、自动控制、视频监控技术，按照系统工程的原理进行集成，通过计算机网络系统，实现对交通的实时控制与指挥管理。研究者们通过不同的创新方法来应对这一问题：琴剑英等人建立了交通流网络模型，通过出租车 GPS 轨迹研究交通拥堵问题；林川等人采用软件定义网络技术，提高智能城市智能交通系统的可扩展性，并提出基于网格的模型来量化交通网络的拥堵概率；于荣等人将云计算集成到车载网络中，使车辆可以共享计算资源、存储资源和带宽资源，通过研究云资源分配和虚拟机迁移，有效提升了基于云的车载网络中进行的资源管理效率。

智能交通系统通过提高交通效率、安全性和可持续性，不仅可以减少交通拥堵，还可以对公众的身体健康和心理健康产生积极影响。这些系统有助于减少与交通相关的卫生问题，提高城市生活质量，鼓励健康的出行方式，并支持健康生态型城市规划。交通地理信息系统在智能交通系统的基础上更进一步，更专注于地理信息的处理和分析，融合了交通中人和环境等因素的影响。

智能交通系统不仅能够在发生道路安全事故时进行应急处理，还能在事件发生后用于模拟道路交通事故，分析事故发生原因。莫尼布的相关研究表明，在模拟道路交通事故时应用莫兰指数（Moran's I）和热点分析法（Getis-Ord）进行初步的研究或许无法得到精确的结果，联合应用热点分析和核密度估计法（KDE）能都达到不错的效果。热点分析和核密度估计的适应率分别为 30% 和 27%，而莫兰指数为 22%，传统技术为 13%，网络内核密度估计（NetKDE）的适应率保持最低（8%）。这种机制不仅可以确定人口密集的崩溃区域、区分新的崩溃变量，而且还可以更快、更轻松地识别最大数量的热点。

智能交通系统还能规划公共交通路线、站点和服务，考虑不同城市居民的需求，并提高公共交通系统的可访问性。在公共交通中，公交车作为重要组成部分，其行驶时间、站点服务时间至关重要。然而，在估算基于链路的公共交通系统行驶时间中，常常忽略了公交站影响区（BSIZ）这一因素。此外，公交站影响区的存在导致了燃料消耗和污染物排放的增加，这都强调了公交站影响区在评估公共交通系统性能和规划方面的重要性。为了解决这一问题，马耳他利用自动车辆定位系统数据，在地理信息系统中进行可视化，并进行数据预处理。他采用了 Facebook Prophet（一个 Facebook 的核心数据科学团队开发，用于时间序列数据预测的开源工具）的变点检测方法，用于识别选定路线上位置速度数据的变化点。验证了结果的准确性后，他将其与 K 均值聚类方法得出的结果进行了对比。结果显示，这种变点检测方法在准确检测和预测公交车站影响区方面非常有效。

三、如何评价智能交通系统

智能交通系统提高了交通效率，减少了拥堵，进而改善了人们的出行体验，减少了通勤时间，增加了时间灵活性。这种便捷性不仅提升了个人的生活质量，也促进了商业活动和城市发展。然而，在社会评价中，需要关注智能交通系统可能带来的一些负面影响。智能交通系统评价注重社会和环境评价，尤其是延长车辆使用寿命、减少交通事故损失、减少尾气／交通噪声污染、降低危险品运输风险等方面。

因此，综合社会和环境评价，智能交通系统在提升交通效率、改善出行体验的同时，也需要平衡其可能引发的社会和环境问题，以确保其长期可持续发展和对社会全面有益的作用。

第四节　地理大数据与 AI 大模型的视角

一、地理大数据——时代的弄潮儿

地理大数据是在大数据的浪潮下，地理信息系统从传统化迈进大数据时期的一次转型。从地理大数据的视角看未来的健康城市发展会有如下机遇：

1. 公共卫生事件的预防及模拟

通过大数据挖掘、高分辨率时空数据拟合与时空关联机理分析，将从过去简单要素分析发展到考虑多元因素，提供公共卫生事件数据可视化与疾病传播过程模拟及预测。张玉东等人研究总结了基于位置的服务（location based services，LBS）所遵循的"城市—社区"大数据框架，并梳理了个人位置信息在城市和社区层面的应用模式。在此基础上，分析了隐私安全和数据可信度等问题，可为 LBS 相关系统建设应对突发性的公共卫生事件提供相关建议。陈宝权等人针对 SEIR 模型（一种成熟的传染病模型，其中 S、E、I、

R 分别指易感者、暴露者、患病者、康复者）的四类人群分类存在的不合理情况，利用 C-SEIR 模型，增加新的人群分类：被隔离疑似感染人群（P）和已确诊并被隔离的患病人群（Q），并结合可视化发现的疫情传播特点以及隔离等防控措施的影响，对疫情传播进行更合理的建模，模型的实验模拟结果与实际的疫情发展情况基本相符。图 2-8 和图 2-9 分别展示了 C-SEIR 模型的架构和针对北京实际情况作出的预测曲线。

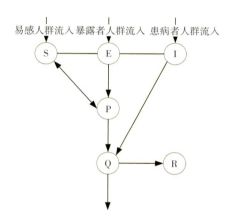

图 2-8 C-SEIR 传染病动力模型

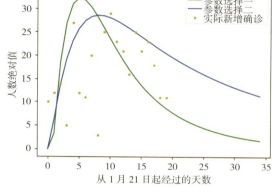

图 2-9 C-SEIR 模型预测曲线（据北京市新增确诊拟合）

2. 全生命周期健康

空间全生命周期健康以人的生命周期为主线，采用地理信息、测绘遥感、人工智能、数理统计、大数据等多学科方法和技术，关注婴儿期、幼儿期、儿童期、少年期、青年期、成年期、老年期等不同阶段的健康风险及影响因素，以及生命早期危险因素暴露对后期健康的累积影响。空间全生命周期健康作为空间信息和公共健康的交叉领域，其迅速发展在疾病防控领域有着显著的作用，引起了科学界乃至全社会对该交叉领域的极大关注和广泛讨论。2022 年 11 月发布的《关于印发"全民健康信息化规划的通知"》指出，未来我国将统筹推动全民健康信息平台建设，鼓励地方结合实际，探索多种方式，采取"国家和省两级部署，国家、省、市、县四级应用"总体框架，集约建设各级全民健康信息平台和传染病监测预警与应急指挥信息平台，全面推进医疗卫生机构信息化建设提档升级，鼓励各地因地制宜构建全民健康基础设施云，推动数字健康新型基础设施建设，全方位提升卫生健康信息化基础设施水平。

二、公共卫生事件中地理学的作用

在新冠疫情防控工作中，地理学既可以从自然环境的角度分析自然条件与疫病传播的关系，也可以从人文视角分析疫情带来的经济社会影响，为疫情防控下的应急管理、社会治理、公众认知等提供决策服务。其中更重要的是，GIS 技术在其中为实时监测疫情传播提供了重要的技术支撑，并在以下领域发挥了重要的作用：

1. 揭示疫情时空格局与空间传播规律

GIS 技术从不同尺度上展示疫情空间传播的过程和规律，对于政府部门和公众正确研判疫情发展态势具有直观、实时的优势。

2. 预判疫情扩散风险分析并进行预警预报

通过对空间数据的分析，分析武汉周边及湖北毗邻省份的人口感染上升趋势，并进一步分析空间扩散的风险和主要路径，这有助于多区域联防联控的实现和协同决策。

3. 基于人口流动空间轨迹数据的传染风险评价

通过对传染源的空间移动来提醒疾病蔓延风险是地理学能够发挥作用的重要环节。基于人口流动大数据如健康码、场所码等研判疫情扩散风险是一种行之有效的方法，但该方法需要与医疗部门的确诊和疑似病例数据相结合。

4. 基于 GIS 的疫情应急管理信息系统建设

构建不同部门和不同区域的联防联控信息系统、疫情实时空间信息上报及共享系统、应急物流管理信息系统、医疗物资定点救助（物资捐助）信息系统等，为地方政府实现更高效的应急公共管理提供决策服务。其中，GIS是必不可少的技术手段。

疫情危机对其他灾害的社会治理方式产生了实质性影响。从地理大数据的视角来看，各类灾害，包括洪水、干旱、物种入侵等，都可能威胁城市的安全，因此，城市治理需要相应的应对策略以减轻这些危害。

首先，疫情引发了对城市与国土空间规划的重新审视。城市规划需要更多考虑不同灾害情境下的应对策略。例如，加强城市应急管理与防灾基础设施建设；通过完善空间结构和城市功能区的重组提升城市公共卫生水平，增强城市韧性；加强智慧城市建设，推动城市治理高效有序、数据开放共融共享；提升城乡空间治理中的居民参与度。

其次，揭示公众对疫情扩散的情感价值及行为规律。了解公众对疫情的情感价值和行为规律对于制定灾害治理策略至关重要。社区参与和公众意识的培养是缓解灾害风险的重要一环。普通民众对疫情的感知会影响其行为，较为明显的是在社交媒体上到处可见的评论数据，甚至恐慌会引起城市"抢购"、农村"封路"等现象，这些情感也都相应地显露在社交媒体上。因此，研究不同群体民众对疫情扩散的情感，进行一定的宣传教育和舆论引导，有助于正确引导人们的行为，深入了解公众对不同灾害的态度和行为，制定更加有效的风险沟通和应对方案，从而维持疫情时期社会的稳定。

在流行病学和公共卫生研究中，地理空间分析已成功用于环境健康、风险评估和伤害预测方面的媒介传播疾病，以及卫生政策和干预计划的制定。其在具体的科学研究中也取得了丰硕的成果。图2-10展现了新型冠状病毒肺炎（COVID-19）疫情期间公众出行和持续时间的变化。周成虎等人研究了地理信息系统及大数据技术在疫情防控中所发挥的作用，通过创新的技术体

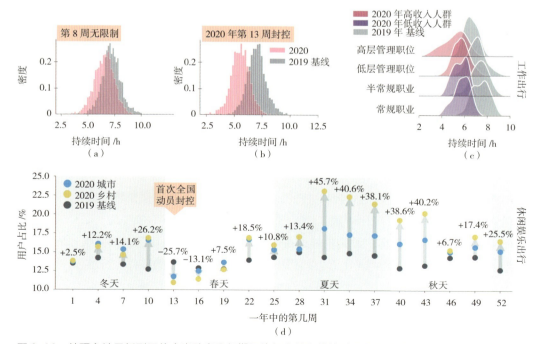

图2-10　某研究关于新型冠状病毒肺炎流行期间旅行次数和持续时间变化情况

系架构快速搭建分析平台，为及时进行疫情分析提供了技术平台；通过多尺度动态模板技术快速完成疫情地图的制作，能够及时传播疫情动态信息；通过文本空间化技术实现了病毒空间跟踪与患者轨迹重叠的计算；通过构建舆情知识数据库，实现了对社交媒体上公众情绪的监测，为政府提供了重要的舆情基础信息。蒂莫西·海斯科等人建立了一个独特且强大的地理空间大数据生态系统，称为 GeoARK，以北卡罗来纳州的远程医疗评估、国民收入不平等和健康结果差异以及密苏里州 COVID-19 风险评估的案例做研究，对 GeoARK 的数据源、地理位置和时间进行集成并提取和分析信息以获得新的观点，使得疾控人员、卫生研究人员及决策者能够回答一系列人口健康问题。

三、AI 大模型的爆发

2023 年可能是 AI 大模型的元年。早期城市治理和 AI 这两个领域各自发展，但现在加速 AI 大模型与城市深度融合，为智慧城市建设带来了更多可能性。作为当下最火爆的技术变革，AI 具有强大的力量驱动智慧城市的发展。

AI 大模型具有极其强大的数据处理能力，而城市具备天然的海量时空数据。各大城市相继建立了大数据中心，越来越多的跨层级、跨部门的公共数据汇聚融合、共享交换和开发应用已见成效。AI 大模型对复杂交织的数据进行深度学习，便是再合理不过了。

在政务处理方面，深圳福田区引入了华为盘古政务大模型，对海量应急事件处置、百万政务服务场景进行深度学习，发布了智慧助手"小福"。"小福"掌握了丰富的行政法规、办事流程等政务知识，克服政务热线在问题拆解、多重意图理解、政务政策关联等方面的难题，帮助公职人员提升工作效率，提升公共服务质量。

在城市治理方面，盘古大模型具备开放场景视觉分析、快速覆盖数千城市治理场景、海量视频/图像内容理解、支持细粒度精准分析等领先能力，福田区投放的无人清扫车、无人机等设备设施就是一双双"眼睛"，盘古大模型通过基础设备捕捉到的千千万万的视频图像，对纷繁复杂的事件进行准确识别，构建起了快速触达和智能反应的城区治理行动共同体，城市治理水平大幅提升。福镜·CIM 汇聚了全区超 2 万栋建筑建模及三大新引擎重点 BIM 数据，100 余类 50 万以上城市部件模型数据，28 类 30 万个物联感知设备数据，近 5 000 km 水务管网数据，覆盖 10 个街道、92 个社区、1 990 个综合网格的人、房、法、事数据。这就是 AI 大模型发挥的作用：帮助城市管理者深入认识城市运行的复杂性，为其提供精确、全面的数据分析与决策依据。城市的规划涉及的学科复杂，包括但不限于交通、能源、环境等，人类的能力很难兼顾城市的方方面面，治好每一个"城市病"，但在 AI 大模型的加持下，人类的城市治理效能与水平会大大提升，城市规划发展路径更加清晰明智。

城市普遍存在着"城市病"，我们必须将之当作一个复杂的"生命体""有机体"。城市有着"眼、脑、手"等要素，而大模型的"植入"则强化了"大脑"，使城市运转更聪明更智慧，拥有深度学习、自行"打怪升级"的能力，像人一样身体各部位协同作用。福田区联合华为，在智慧城区、数字民生、数字经济等领域展开深度合作，构建了稳固的"四横三纵"数字化转型技术架构，成功打造出一个全面而高效的"四智"融合自进化智能体。这一创新成果不仅提升了城市管理的智能化水平，也为数字经济的发展注入了新的活力。四智分别是"智脑、智眼、智网、智体"。"智脑"进行分析学习，辅助我们做出决策；"智眼"负责感知城市发生的"变化"，快速识别出城市没发生的各类复杂的事件如交通拥堵和事故等；"智网"则保证了信息数据快速高效地传输；"智体"多场景实现调度执行分析反馈等智能化，促进服务全时、泛在、高能、低耗。

总的来说，疫情危机推动了对城市治理的重新思考，要求从城市规划、公众行为、科学研究等多个角度出发，利用地理大数据和地理空间分析，制定更为全面、有针对性的灾害治理策略，以保障城市安全和公共健康。

参考文献

［1］ World Health Organization. Urban health［EB/OL］.https://www.who.int/news-room/fact-sheets/detail/urban-health.

［2］ 胡纹. 城市规划概论［M］. 武汉：华中科技大学出版社,2010.

［3］ MOSTAJERAN F, STEINICKE F, REINHART S, et al. Adding virtual plants leads to higher cognitive performance and psychological well-being in virtual reality［J］. Scientific Reports, 2023, 13（1）: 8053.https://doi.org/10.1038/s41598-023-34718-3.

［4］ CHEN I C, TSAI Y-C, MA H-W. Toward sustainable brownfield redevelopment using life-cycle thinking［J］. Sustainability, 2016, 8（10）: 994.

［5］ ŠPRAH N, KOŠIR M. Daylight provision requirements according to EN 17037 as a restriction for sustainable urban planning of residential developments [J]. Sustainability, 2019, 12 (1): 315.

[6] WU Y, GAO X. Can the establishment of eco-industrial parks promote urban green innovation? Evidence from China [J]. J Clean Prod, 2022, 341: 130855.

[7] UN-HABITAT. The Global Urban Monitoring Framework [M], New York: UN HABITAT, 2022.

[8] 中华人民共和国生态环境部. 中国移动源环境管理年报（2022年）[R]. 北京：中华人民共和国生态环境部, 2022.

[9] World Health Organization. GHO | By category | Registered vehicles-Data by country [EB/OL]. https://apps.who.int/gho/data/node.main.A995.

[10] United Nations Human Settlements Programme. World Cities Report 2020 [M]. United Nations, 2020.

[11] GLAZENER A, SANCHEZ K, RAMANI T, et al. Fourteen pathways between urban transportation and health: A conceptual model and literature review [J]. Journal of Transport & Health, 2021, 21: 101070.

[12] THIJSSE T R, ROEMER M G M, OSS R V. Trends in large-scale VOC concentrations in the Southern Netherlands between 1991 and 1997 [J]. Atmospheric Environment, 1999, 33 (23): 3803–3812.

[13] TAYLOR K W, JOUBERT B R, BRAUN J M, et al. Statistical approaches for assessing health effects of environmental chemical mixtures in epidemiology: lessons from an innovative workshop [J]. Environmental Health Perspectives, 2016, 124 (12): A227–A229.

[14] WILLIS M D, SCHRANK D, XU C, et al. A population-based cohort study of traffic congestion and infant growth using connected vehicle data [J]. 2022, 8 (43): eabp8281.

[15] PISHUE B. 2021 INRIX global traffic scorecard [J]. INRIX, Washington, D. C., USAM Scorecard Rep., 2021.

[16] WANG X, RODRíGUEZ D A, SARMIENTO O L, et al. Commute patterns and depression：Evidence from eleven Latin American cities [J]. Journal of Transport & Health, 2019, 14: 100607.

[17] Yu R, Zhang Y, Gjessing S, et al. Toward cloud-based vehicular networks with efficient resource management [J]. IEEE Network, 2013, 27 (5): 48–55.

[18] SHAHZAD M. Review of road accident analysis using GIS technique [J]. International Journal of Injury Control and Safety Promotion, 2020, 27 (4): 472–481.

[19] MALTAS A, OZEN H, SARACOGLU A. Methodology to Detect Bus Stop Influence Zones Utilizing Facebook Prophet Changepoint Detection Method [J]. KSCE J Civ Eng, 2023, 27 (10): 4472–4484.

[20] ZHANG Y, LIU Y. Research on location-based services in COVID-19：integrating GIS technology and personal information [C]//Proceedings of the 6th ACM SIGSPATIAL International Workshop on Emergency Management using GIS. 2020: 1–6.

[21] CHEN B, SHI M, Ni X, et al. Visual data analysis and simulation prediction for

COVID-19［J］. arxiv preprint arxiv: 2002.07096, 2020.

［22］SANTANA C, BOTTA F, BARBOSA H, et al. COVID-19 is linked to changes in the time-space dimension of human mobility［J］. Nature Human Behaviour, 2023, 7（10）: 1729–1739.

［23］ZHOU C, SU F, PEI T, et al. COVID-19: Challenges to GIS with big data［J］. Geography and Sustainability, 2020, 1（1）: 77–87.

［24］HAITHCOAT T, LIU D, YOUNG T, et al. Investigating health context using a spatial data analytical tool: development of a geospatial big data ecosystem［J］. JMIR Med Inform, 2022, 10（4）: e35073.

［25］深圳市福田区政务服务数据管理局. 关于对《区政协第六届第三次会议委员提案第2023093号以元宇宙技术助力"三大新引擎"千行百业, 构建良性生态, 推动福田产业迈向价值链高端》的情况答复［Z］. 2023.

第三章 公共卫生与城市健康

城市空间与居民健康的关系是城市发展中永恒的话题。19 世纪工业革命带来了城市的飞速发展，但同时，城市尤其是住宅区的极度拥挤和脏乱差的环境卫生也引起了霍乱、黄热病等一系列"传染性疾病"的暴发。这些公共卫生问题推动了一系列城市空间立法，催生了公共卫生管理部门、城市空间管理部门的出现，并成为现代城市规划学科的起源。

第一节　城市流行病防控

在当代城市社会，由于人口密集、交通便利和信息传播迅速等特征，城市面临着更为复杂和迫切的流行病防控挑战。有效的城市流行病防控涉及广泛的领域，包括卫生基础设施、医疗体系、公共卫生宣教以及城市规划和设计等多个方面。首要的是建立健全的卫生基础设施，确保城市居民能够享有清洁的饮水和卫生设施。同时，垃圾分类管理的有效实施也是防范滋生传染病媒介物的重要一环。在公共卫生宣教方面，通过卫生教育活动，可以提高市民对于个人卫生和防范传染病的意识，从而形成有利于整体防控的社会氛围。城市医疗体系的改善和加强同样至关重要，包括医疗资源的科学配置、应急响应机制的建立和医疗人员的培训。此外，城市规划和设计也应考虑到流行病防控的需要，通过增加开放空间、提高建筑通风性等手段来减缓病毒传播速度。综合而言，城市流行病防控需要多方合作，跨部门、跨领域的协同努力，方能有效地保障城市居民的健康安全。

空间流行病学是一门新兴的流行病学分支学科，其研究中广泛运用了地理信息系统等空间信息技术。空间流行病学是直接关于疾病和健康的（主要在人群水平上），主要包括环境健康问题和传染病问题。环境健康主要是关于疾病的地理分布规律与特定环境要素之间的关系。传染病问题主要是关于传染病的暴发和扩散的空间规律，以及传播媒介与环境的关系。这些研究的成果已被国内外众多研究者应用于疾病预防控制与公共卫生等研究领域，尤其在传染性疾病预防控制中得到了广泛的应用。空间流行病学具有以下优势：

（1）以 3S 技术为空间分析的根本，汇聚多门学科精华，为疾病的数据收集、整理、分析和处理提供了多样化的技术手段。

（2）在数字化和智能化的新时代，研究和分析空间数据时更加实用，更能体现事物的本质。

（3）更新空间数据的速度越来越快，缩短了研究周期，提高了分析效率。

（4）由于网络信息在城市中实现了共享，使传染病流行特征及趋势得到了很好的监控。

（5）结果数据易于理解，输出形式多元化，可由制图直观显示疾病的流行特征，辅助防疫人员实时进行追踪，尤其是在传染病防控方面作用显著。

空间流行病学在传染性疾病中的应用十分广泛。这门学科关注人群健康和疾病的分布，并且寻找这些分布背后的原因。它围绕着时间、地点（空间）和人群的各种特性来研究，因此其大量数据具有空间分布特点。近年来，传染病研究较多地使用了空间流行病学的技术方法，如通过地图展示哪些地区是传染病的高风险区域、分析不同区域间是否存在传染病分布的相关性、通过空间聚类分析确定疾病的热点区域、使用空间插值技术预测尚未报告疾病数据的地区、运用空间回归分析来评估影响传染病传播的风险因素，构建风险评估模型。如图 3-1 所示，通过分析公交乘客接触网络局部结构和时变特征的真实网络和时间随机网络传播模拟的对比分析，得出公交出行早晚高峰导致的乘客接触周期性发生规律，相比接触均匀发生在各个时段，显著促进了流行病的传播。

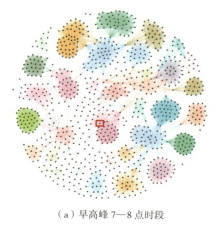
（a）早高峰 7—8 点时段

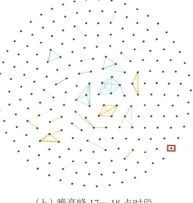
（b）晚高峰 17—18 点时段

图 3-1　公交乘客接触网络局部结构和时变特征

空间流行病学通过分析时间、地点和人群特性等多种数据，为预防和控制传染性疾病提供了一种新的视角和技术手段。它通过揭示传染病的空间分布规律和影响因素，帮助公共卫生部门做出基于科学的决策，从而有效应对传染病挑战。

第二节 水质和空气质量对居民健康的影响

一、水质对居民健康的影响

由于经济社会快速发展导致大气、水、土壤的污染问题，各类污染物在不同环境介质中经过复杂的迁移转化会影响水环境生态安全，而饮用水源地水质问题尤为突出。世界卫生组织调查结果显示：全世界 80% 的疾病是因饮用被污染的水造成的，由不良水质导致的消化道疾病、皮肤病、糖尿病、癌症、胆结石、心血管疾病等多达 50 种以上。中国疾病预防控制中心环境与健康相关产品安全所研究表明，饮用水中的污染物尤其是有机物暴露与慢性疾病显著相关，尤其是肝癌、胃癌等消化道肿瘤。对肝癌高发区扶绥县居民进行饮用水水质全面调查，发现饮用水污染与肝癌发病有关，污染重者发病率高，反之较低，饮用污染水可作为多因素的肝癌病因之一；肝癌的死亡率与水质中亚硝酸根离子、腐殖酸、COD[3] 等的含量呈正相关。因此，饮用水水源地水质安全问题已经成为国际社会高度关注的公共卫生焦点，保障人类身体健康、确保水环境生态安全成为关系民生的重点环境课题。

1. 我国介水性疾病发生与流行现状

病原体通过水源传染十分常见。饮用受污染又未经净化的水，会导致胃炎、皮肤病、内分泌紊乱、肾结石、肝炎、心血管疾病甚至癌症等多种疾病。地表水污染物的分布差异在一定程度上可以帮助解释不同流域间的癌症发病水平差异及癌症谱构成差异（图 3-2）。例如，有机污染物是淮河流域的关

3　化学需氧量（chemical oxygen demand, COD），是指在一定条件下，采用一定的强氧化剂处理水样时，所消耗的氧化剂量。它反映了水体受还原性物质污染的程度，这些物质包括有机物、亚硝酸盐、硫化物、亚铁盐等。COD 越大，说明水体受有机物的污染越严重。

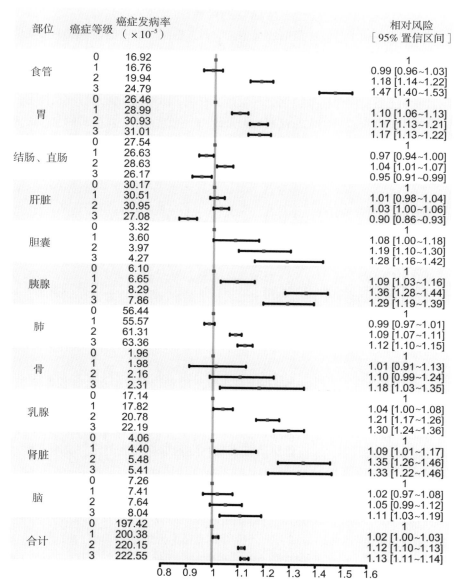

部位	癌症等级	癌症发病率（$\times 10^{-5}$）	相对风险 [95% 置信区间]
食管	0	16.92	1
	1	16.76	0.99 [0.96~1.03]
	2	19.94	1.18 [1.14~1.22]
	3	24.79	1.47 [1.40~1.53]
胃	0	26.46	1
	1	28.99	1.10 [1.06~1.13]
	2	30.93	1.17 [1.13~1.21]
	3	31.01	1.17 [1.13~1.22]
结肠、直肠	0	27.54	1
	1	26.63	0.97 [0.94~1.00]
	2	28.63	1.04 [1.01~1.07]
	3	26.17	0.95 [0.91~0.99]
肝脏	0	30.17	1
	1	30.51	1.01 [0.98~1.04]
	2	30.95	1.03 [1.00~1.06]
	3	27.08	0.90 [0.86~0.93]
胆囊	0	3.32	1
	1	3.60	1.08 [1.00~1.18]
	2	3.97	1.19 [1.10~1.30]
	3	4.27	1.28 [1.16~1.42]
胰腺	0	6.10	1
	1	6.65	1.09 [1.03~1.16]
	2	8.29	1.36 [1.28~1.44]
	3	7.86	1.29 [1.19~1.39]
肺	0	56.44	1
	1	55.57	0.99 [0.97~1.01]
	2	61.31	1.09 [1.07~1.11]
	3	63.36	1.12 [1.10~1.15]
骨	0	1.96	1
	1	1.98	1.01 [0.91~1.13]
	2	2.16	1.10 [0.99~1.24]
	3	2.31	1.18 [1.03~1.35]
乳腺	0	17.14	1
	1	17.82	1.04 [1.00~1.08]
	2	20.78	1.21 [1.17~1.26]
	3	22.19	1.30 [1.24~1.36]
肾脏	0	4.06	1
	1	4.40	1.09 [1.01~1.17]
	2	5.48	1.35 [1.26~1.46]
	3	5.41	1.33 [1.22~1.46]
脑	0	7.26	1
	1	7.41	1.02 [0.97~1.08]
	2	7.64	1.05 [0.99~1.12]
	3	8.04	1.11 [1.03~1.19]
合计	0	197.42	1
	1	200.38	1.02 [1.00~1.03]
	2	220.15	1.12 [1.10~1.13]
	3	222.55	1.13 [1.11~1.14]

图 3-2　地表水质与癌症的关联：癌症发病率和相对风险 [95% 置信区间]

键癌症相关污染物；海河流域和松花江—辽河流域与之类似，前者还同时受氟化物污染物的影响；长江流域上中下游关键污染物存在明显的级别和种类差异。不同污染物共存时，非致癌物亦可能影响致癌物效应，故应重视多污染物风险的综合评估而不仅是单一评估；伴随人口老龄化过程，归因于地表水污染的癌症新发病例数量仍将逐年增加。

2. 生活饮用水的安全卫生面临的挑战

社会人口和工业发展带来的水体污染对人们的生活、健康造成了严重威胁。在日常生活中，人与动物的粪便、各类生活垃圾的随地堆放，生活污水、医疗污水、畜禽饲养场的污水等未经处理直接排入天然水体，带来介水性疾病暴发和流行的隐患。大量化肥、激素、农药、除草剂的滥用造成水体富营养化。连云港市曾经因农业化肥的大量使用，河流水体中氮、磷的含量严重超标，各主要水库均为轻度富营养化和中度富营养化，造成藻类以及其他生物异常繁殖，引起水体透明度和溶解氧的变化，致使水质恶化。

水处理工艺落后、供水管理不善，使饮用水安全隐患问题越来越突出，传统的水处理工艺对降低浑浊度，去除水中悬浮物有较好的净化消毒作用，但对目前以有机污染为主的污染，则不能彻底去除，如有机污染物、农药、环境内分泌干扰物和藻毒素。输水管材质量低劣或保存管理不当与饮水水质安全有密切关系。由于自来水管网年久失修，维护和监督管理不力，管网渗漏，存放水时间长等，造成饮用水二次污染的情况普遍存在。研究表明，水质的变化和所使用的管材的质量、水管材质的成分、使用时间的关系非常密切，当水管的使用达到了 5～10 年的使用年限，水管里的污垢就会使运输的水的水质出现恶化。一些建设单位、农村居民饮用水安全卫生知识匮乏，为了节约开支，在输水、储水过程中使用劣质输水管材或输水管材保管不当，造成饮水中有害化学物质溶出，导致藻、真菌等滋生的二次污染。

饮用水消毒就成为控制介水性疾病重要的一环。常用的饮用水消毒的方法主要有氯化消毒、二氧化氯消毒、紫外线消毒和臭氧消毒。至今文献所报道的消毒副产物有 600～700 种。有研究应用回顾性定群研究，探讨武汉市饮用不同水源与人群白血病发病的关系，结果表明人群白血病发病相对危险度与饮用水致突变作用有显著的正相关关系，与饮用水有机卤代烃污染有关。洪涝灾害水源污染是灾害期间传染病疫情上升的主要原因。由于洪涝灾害的发生，饮用水源遭到污染，供水和消毒设施被不同程度破坏，净化消毒药剂供应不足，燃料来源困难，无法供应安全卫生饮用水，有时候灾民甚至不得不饮用受污染的水等。洪涝灾害后发病率上升的病种主要是与水密切相关的各种常见疾病和肠道传染病，如腹泻、痢疾、霍乱、伤寒等。

3. 对水质安全把控的建议

政府主导，综合治理，推动新《生活饮用水卫生标准》的贯彻实施，要求各级疾病预防控制机构具备监测能力，对集中式供水消毒和水质自检、二次供水设施定期清洗消毒，学校和公共场所供水等重点环节加大监督检查力度，全面落实饮水安全主体责任，全力推进水质达标，着力加强农村饮用水卫生监督工作，建立健全基层监督队伍和工作机制，发挥好卫生监督协管服务作用，提高农村饮用水卫生安全保障水平。

在城乡开发建设中要做好总体规划，加强水资源保护和有序开发；加强生活污水、工业、农业污水排放管理，杜绝人为的水源水污染现象发生。完善饮水净化消毒设施，建立制水卫生安全管理的长效机制，把好输水管材质量关，推广新型管材，选择防污染、耐腐蚀、安全、卫生的管道材料，及时更换陈旧管线，按时清洗储水设施，防止二次污染。加大力度开展饮水水质监测和介水疾病监测预警网络建设，扩大饮用水水质监测覆盖面和监测部门检测能力建设，加快介水疾病监测预警网络建设，降低介水性疾病的发病率。

二、大气污染的危害

大气污染物主要包括颗粒状污染物和有害气体两大类。颗粒状污染物如风沙尘土、工业排放物、扬尘和机动车排气，有害气体则包括各种燃料燃烧时产生的气体，以及工业生产中释放的有毒气体。

一般情况下，大气颗粒物主要通过呼吸系统和胃肠道系统对生物机体产生影响。其进入人体的途径主要有呼吸作用、吞食作用、皮肤接触三种方式。而颗粒物的大小决定了它们最终在呼吸道中的位置，较大的颗粒物会被纤毛和黏液过滤无法通过鼻子和咽喉，$PM_{2.5}$可以穿过这些屏障到达支气管和肺泡，干扰肺内的气体交换。$PM_{2.5}$主要会对呼吸系统和心血管系统等造成伤害，使呼吸道受刺激、咳嗽，加重哮喘、呼吸困难，降低肺功能，导致心律失常、慢性支气管炎、非致命性的心脏病、心脏病患者的过早死等。$PM_{2.5}$对呼吸系统造成最严重危害结果是使肺纤维化，并且引发各种呼吸系统病变。此外，颗粒物还可能携带致癌物质，如多环芳烃和多环苯，并通过食物链影响人体健康。而大气中的有害气体，如二氧化硫、一氧化碳、氮氧化物和挥发性有机化合物，同样对人体健康构成威胁，这些气体可引起呼吸道刺激、心脏疾病、神经系统损害及癌症等。因此，大气污染对人体健康的影响是全面和深远的，既包括颗粒物也包括有害气体的危害。

大气污染对人类健康的威胁还包括对免疫系统的破坏。大气污染通过诱发机体出现超常的免疫反应，如变态反应。国外流行病机构通过调查发现，近年来工业化国家空气污染严重的地区，过敏性疾病的患病率升高。大气污染可以使机体免疫监视功能低下，从而导致机体对感染其他疾病的抵抗力降低。通过调查发现，长期生活在大气污染环境中的儿童在出现临床症状前，机体免疫功能已有不同程度的降低。研究人员对某市随机抽取的 300 名小学生进行了免疫功能的测定，发现重污染区的小学生的唾液中分泌型免疫球蛋白 A（72 125 IUPml[4]）显著低于轻污染区（91 186 IUPml），大气污染对儿童非特异性免疫功能的影响与年龄、接触污染物的时间和浓度有明显的正相关关系，表明大气污染在潜移默化中降低了人体的身体机能。

当前社会面上也有大量证据表明大气污染的危害性。美国癌症协会收集了暴露于大气污染 16 年的近 50 万成年人的死亡数据，分析后发现：在控制吸烟、饮食等混杂因素后，$PM_{2.5}$ 每升高 $10\,\mu g/m^3$，总死亡率、心血管疾病死亡率和肺癌死亡率均分别升高 4%、6% 和 8%。$PM_{2.5}$ 浓度与其健康损害作用呈线性相关，未发现其健康效应的阈值。美国国家空气污染与死亡率和发病率关系的研究人员观察了全美 20 个大城市约 5 000 万人口和同期天气状况，发现死亡前一天的 PM_{10} 每升高 $10\,\mu g/m^3$，日总死亡率和心肺疾病死亡率分别上升 0.21% 和 0.31%。北京市的一项研究结果显示，总悬浮颗粒物每增加 $100\,\mu g/m^3$，循环系统疾病死亡率增加 0.62%。

大气污染的危害不仅体现在居民身体健康受到威胁，同样还有心理健康。有学者探讨了空气污染对中国城市居民心理健康的影响，发展中国家城市人口的心理健康差异可能归因于高度的空气污染。研究者使用搜索引擎百度的搜索量，来构建一个每日的心理健康指标。其从日常搜索查询中准确地筛选心理健康样表（MHQs），并且选取了一组检索词来捕获两个常见的心理健康问题——抑郁和焦虑。他们获得了 3.6 亿条与心理健康相关的地理标记查询，并通过将 MHQ 数据聚合到城市级别来测量每个城市的人们的日常心理健康水平。

该研究还进行了异质性分析，揭露了男性、中年人和已婚人士更容易受到空气污染对心理健康的影响，探讨了空气污染对不同人口和城市特征的影响。如图 3-3 所示，空气污染对心理健康的影响在不同性别、教育程度、年龄、婚姻状况、经济发达程度、健康资源、生活条件和运动设施等人群之间存在显著的异质性。

---

[4] IUPml 是国际单位每毫升（International Units per Milliliter）。常用于医学和生物学研究的单位，表示某种物质在特定体积（如 1 ml）中的浓度或含量。

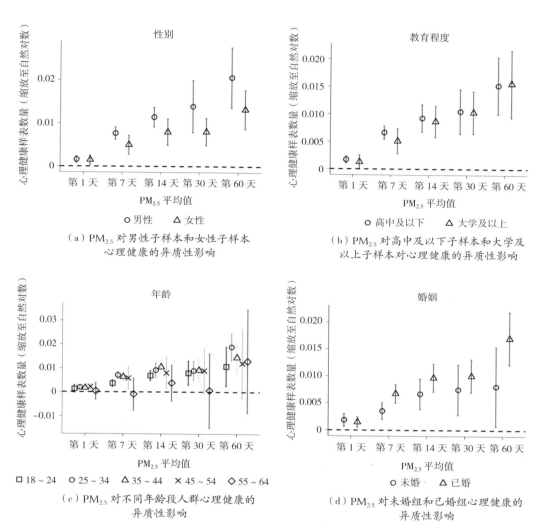

图 3-3 空气污染按性别、教育程度、年龄和婚姻等因素对心理健康的异质性影响

　　这项研究结果表明，空气污染确实对人们的心理健康产生了负面影响，而且随着暴露时间的延长，这种影响会变得更加显著。比如男性、中年人和已婚人士更容易受到空气污染对心理健康的影响。长期暴露于空气污染对已婚人群的心理健康影响更大，而生活在经济发达、健康资源丰富、绿色面积较大和运动设施较多的城市的人群受到的空气污染影响较小。估算表明，细颗粒物每增加一个标准差（26.3 μg/m³），中国心理健康问题患者人数将激增约 1 150 000 人。这些发现提供了数量化的证据，强调了减少空气污染以促进心理健康和整体幸福感的迫切好处。

第三节　城市的水资源管理

　　城市水资源管理是指在城市环境中合理利用、保护和管理水资源的一系列措施和活动。在我国，尽管水资源总量丰富，但因为国土地面积较大，同时跨高、中、低三个纬度，这就决定了气候呈现出丰富多样的特点，从而也就决定了水资源的分布不均匀。南方拥有全国水资源量的81%，北方仅有19%。雨量较为丰富的地区占我国总面积的47.5%，干旱地区占52.5%。按照国际公认的标准，人均水资源低于3 000 m³为轻度缺水，低于2 000 m³为中度缺水，低于1 000 m³为重度缺水，低于500 m³为极度缺水，我国人均水资源量为2 260 m³。在我国31个省、自治区、直辖市（不包括台湾省、香港特别行政区、澳门特别行政区）中，有14个省、自治区、直辖市人均水资源量少于1 000 m³，其中，河北、山东、河南、山西、江苏、宁夏等6省、自治区，人均水资源量低于500 m³。表3–1展示了2020年我国各区域水资源总量。

表3–1　2020年各水资源一级区水资源量

水资源一级区	降水量/mm	地表水资源量/亿m³	地下水资源量/亿m³	地下水与地表水资源不重复量/亿m³	水资源总量/亿m³
全国	706.5	30 407	8 553.5	1 198.2	31 605.2
北方6区	373.1	5 594	2 820.1	1 051	6 645
南方4区	1 297	24 813	5 733.4	147.2	24 960.2
松花江区	649.4	1 950.5	647.3	302.6	2 253.1
辽河区	589.4	470.3	200	94.7	565
海河区	552.4	121.5	238.5	161.6	283.1
黄河区	507.3	796.2	451.6	121.2	917.4
淮河区	1 060.9	1 042.5	463.1	261.2	1 303.6
长江区	1 282	12 741.7	2 823	121.2	12 862.9
其中：太湖流域	1 543.4	292.3	54.5	20.8	313.1
东南诸河区	1 582.3	1 665.1	429.4	12.1	1 677.3
珠江区	1 540.5	4 655.2	1 068.7	13.8	4 669
西南诸河区	1 091.9	5 751.1	1 412.4	0	5 751.1
西北诸河区	159.6	1 213.1	819.6	109.7	1 322.8

注：地下水资源量包括当地降水和地表水及外调水入渗对地下水的补给量。

一、我国水资源利用中的问题及原因分析

在工业领域，由于现有用水设施技术落后，目前我国工业万元产值用水量为 103 m³，而美国是 8 m³，日本只有 6 m³。这些情况是我国的用水量为发达国家 10 ~ 20 倍的部分原因。工业废水和生活污水不进行回收利用，甚至不加以处理，直接排放，导致水体受到污染，生态环境遭到破坏，更加剧了水资源的短缺局面。我国水资源利用中的问题主要有：

1. 水资源不合理利用，导致生态环境恶化

西北内陆河流域的水资源过度开发，导致荒漠化面积增加，沙尘暴的影响强度和影响范围扩大，生态环境继续恶化。资源开发利用难度加大，水资源供需矛盾更加突出。我国可利用的水资源量为 8 000 亿 ~ 9 500 亿 m³。预计到 2050 年前后，全国需求水资源总量将超过可利用水资源量的极限。

2. 水资源污染严重

水资源的环境压力不断加剧，严重制约经济社会可持续发展。随着我国人口剧增、工业化进程加快，在农业生产上，长期超量投入农药、农膜、化肥等化学品，农药残留物激增，农业面源污染已经成为我国最突出的环境问题。

3. 供需矛盾尖锐

伴随着城市化进程的加快和城市规模的急剧扩大，城市工业、服务业飞速发展，城市人口急剧增加。原有的水资源已远远不能满足生产、生活的需求，从而引发城市水资源短缺，资源型缺水日益突出。据中国城镇供水协会统计，2004 年我国 661 个建制市中缺水城市达 400 个，其中严重缺水的达 130 个，全国城市年缺水达 60 亿 m³。未来一段时期人口的迅速增长和经济的快速发展将会进一步加大城市水资源的需求压力。

二、城市水资源短缺类型空间异质性分析

城市发展的阶段不同，其面临的水资源短缺问题也会发生变化，其发展轨迹会随着城市发展阶段的改变，呈现出不同的危机转化或发展过程。因此，探索城市水资源短缺的类型及其发展轨迹，认识城市水资源短缺与城市发展过程之间的协同关系尤为重要。为了探究中国主要城市水资源短缺特点

的空间异质性，赵孝威通过主成分分析法评价了32个主要城市的水资源短缺程度，计算各城市水资源短缺指数均值并进行排名（表 3-2），应用组基多轨迹建模识别了不同城市群组的水资源短缺类型，并进一步剖析了降水量、城市规模和 GDP 与城市水资源短缺类型及发展轨迹的协同关系。

表 3-2　32 个主要城市 2011—2020 年水资源短缺程度评分均值

城市	F 分数	排名	城市	F 分数	排名	城市	F 分数	排名
呼和浩特	1.79	1	长春	1.1	12	成都	−1.13	23
太原	1.62	2	西安	0.86	13	长沙	−1.14	24
银川	1.56	3	西宁	0.74	14	重庆	−1.18	25
兰州	1.42	4	大连	0.63	15	宁波	−1.25	26
沈阳	1.38	5	昆明	0.39	16	福州	−1.41	27
青岛	1.33	6	合肥	−0.15	17	杭州	−1.48	28
郑州	1.31	7	南京	−0.6	18	上海	−1.54	29
乌鲁木齐	1.2	8	厦门	−0.6	19	南昌	−1.8	30
北京	1.17	9	贵阳	−0.72	20	深圳	−2.04	31
济南	1.11	10	南宁	−0.73	21	广州	−2.2	32
天津	1.1	11	武汉	−0.73	22			

注：F 分数表示各市 10 年的评分均值，F 值越大，表示城市缺水程度越高。

中国干湿区分布以年降水量为依据划分为四类，即湿润区（年降水量 800 mm 以上）、半湿润区（年降水量 400～800 mm）、半干旱区（年降水量 200～400 mm）和干旱区（年降水量 0～200 mm）。研究发现，中国城市水资源短缺类型存在明显的空间差异性，北方城市大多存在资源型缺水，以干旱半干旱气候为主的西北地区城市主要面临资源—工程复合型缺水问题，而以半湿润与半干旱气候为主的华北与东北地区城市则以资源型和管理型缺水为主。气候湿润的南方城市中，工程型和水质型水资源短缺是威胁城市水安全的主导因素，且主要集中于长江中下游地区。与之相反，在靠近长江上游的西南地区和东南腹地城市中，这两种水资源短缺问题并不十分突出，更多地表现为工程—水质复合型风险。需要指出的是，昆明、上海和深圳三市的水资源短缺特点与上述规律并不十分相符。如昆明市位于中国水能资源最为丰富的西南地区，多年平均降水量在 800 mm 以上，但其仍存在资源型水资源短缺问题，目前该市已通过引水工程来改变其缺水现状。而位于沿海地区的上海和深圳则主要表现出了管理—工程复合型水资源短缺，这可能与两市远高于其他地区城市的发展规模和经济体量有很大关联。

通过赵孝威的研究可以发现：

（1）水资源短缺具有显著空间异质性。受水资源特点影响，中国缺水和富水城市的南北分布差异明显，水资源短缺程度呈现由东南向西北逐渐加深之趋势。

（2）水资源短缺类型具有多元性。西北地区城市主要面临资源—工程复合型水资源短缺问题，而华北与东北地区城市的水资源短缺问题则以资源型和管理型为主，南方地区城市主要受工程型和水质型水资源短缺的危害。

（3）水资源短缺诱因具有复杂性和时变性。天然水资源量的匮乏以及一系列人为性驱动因素使干旱半干旱地区城市面临更加恶劣且复杂的水资源短缺问题。且城市扩张和 GDP 增长的交织影响会持续诱发城市水资源短缺主导类型的转换，也会引起潜在的工程型和水质型水资源短缺风险实质化。

（4）水资源短缺发展具有一定的同向性。不同地区、不同类型的城市，当其规模与 GDP 增长到一定水平时，极易出现管理型水资源短缺问题，不科学或不合理的取用水行为及管理措施极易危害大型和超大型城市的水安全与高质量发展。

三、城市水资源管理对策

由于城市化进程加速和人口增长，城市面临着日益严重的水资源管理挑战。有效的城市水资源管理涉及多个方面，包括供水、排水、雨水管理、水质保护和水资源节约等。不同国家和地区水资源条件、面临水与社会经济问题以及发展优先领域不同。尽管国家或流域水资源规划不同，但是水资源综合管理提供了解决水资源问题的一种通用理念和途径框架，包括顶层准则、框架组成和实现的目的或愿景。水资源综合管理的顶层准则包括经济效率、社会公平、环境和生态的可持续性。经济效率是指以尽可能高的用水效率战略性配置水资源。社会公平是指确保所有人都有公平获得人类生存所需要的足量的高质量的水和从水的利用中获得利益的基本权利。环境和生态的可持续指保护水资源的基础和相应的水生生态系统，不损害后代对水资源的利用，助力解决全球性的环境问题，如减缓和适应气候变化、能源和粮食安全。

我国城市水资源管理对策主要包括以下方面：

1. 建立水资源统一管理体制

水是以流域为单元的，要协调上下游、左右岸、干支流之间的关系，统筹考虑水的多种功能，必须以流域为单元实行水资源统一管理，统一规划，统一调度。水的开发利用，包括防洪、治涝、供水、用水、节水、排水、污水处理及中水回用等，各环节是紧密联系的，要科学合理配置水资源，必须对各个环节进行统筹考虑。实行区域范围内地表水与地下水、水量与水质、城市与农村水资源的统一管理，逐步实现涉水事务的统一管理。根据国家颁布的水法规、地方制定的水法规政策，应明确规定将有关水事活动的管理职能统一划归水行政主管部门，从而真正实现对水资源的统一管理。全国的水资源管理的职能应集中于中央水行政主管部门，代表国家对全国水资源实行统一管理。国家应侧重于水法规、政策规范、监督协调方面宏观管理，由流域机构执行直接的监控管理，实现体制创新。

有学者根据目前城镇水资源管理上存在的不足和可实际应用的新技术，提出了城镇水资源管理的 5R 技术体系，为城镇提供了一种新的供水方案。城镇水资源管理的 5R 技术体系包括回收（recover）、减量（reduce）、循环（recycle）、资源化（resource）、再利用（reuse）五个部分，如图 3-4 所示。

（1）回收主要管理城镇雨水资源的利用，这一部分包括雨水的收集、处理和贮存技术。获得的雨水可以作为城镇非饮用水的水源。

（2）减量主要涉及卫生间冲洗用水的管理。通过推广使用节水真空冲洗卫生器具，可以大量减少用水量。例如：大连国际会议中心安装了 400 多个真空卫生间便器和相应的管道系统，节水率超过70%。此外，其他节水技术，如浴室低流量水龙头、低流量淋浴喷头、双冲水箱等，在使用中也可以减少用水量。

（3）循环主要用于处理、回收利用家庭和社区产生的灰水。灰水的来源有厨房、浴室和洗衣房等，除了便器的排水，这类废水受污染的程度较低，而且水量较大，经过处理后回用，可作为城镇潜在的供水水源。

（4）资源化是指从家庭和社区产生的黑水中获得有用的资源，如电能和肥料。黑水中最有价值的资源是生化需氧量和氮、磷。目前，通过厌氧膜生物反应器或微生物电化学细胞在处理黑水生化需氧量的过程中可以产电；利用选择性离子交换和电渗析技术，能够获取黑水中的磷和氮，用作肥料。

（5）回用是指对城镇排水系统污水处理厂出水与中水进行水质调控，保

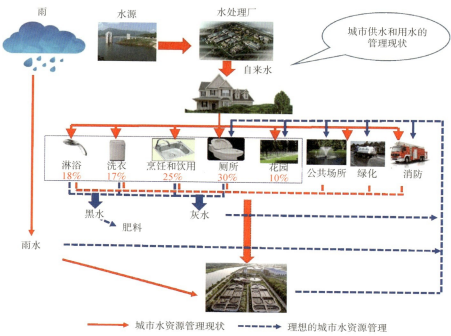

城市水资源管理现状 ----▶ 理想的城市水资源管理
（a）目前与理想的城市水资源管理

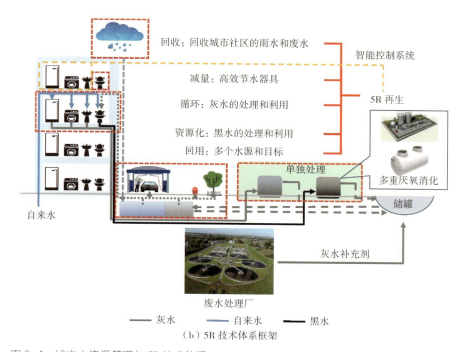

—— 灰水　　—— 自来水　　—— 黑水
（b）5R 技术体系框架

图 3-4　城市水资源管理与 5R 技术体系

证不同用水水质的安全回用技术。

近几年，城镇水资源管理 5R 技术体系在我国得到了巨大的发展和应用。青岛和大连的城镇水资源管理 5R 技术体系作为研究示范点，节水率超过 70%。总体而言，城镇水资源管理的 5R 技术体系为人们应对城镇缺水危机提供了切实可行的方案。

2. 建立城市水资源利用效率标杆评估与信息发布机制

建立水资源利用效率标杆评估和信息发布机制，是充分提高城市水资源管理信息的重要手段，是对政府节水管理绩效的评价、问题识别的过程以及决策科学化的有效途径。城市水资源利用效率的标杆评估结果的发布，也为水资源利用效率落后的城市向先进城市寻求节水管理"真经"提供了正确方向。

3. 实行最严格水资源管理制度

经济发展方式在相当程度上决定了资源利用方式，资源利用方式反过来也深刻影响经济发展方式。长期以来，我国用水方式粗放、用水浪费、排放超标、开发过度在一些区域和行业相当突出，传统经济发展方式付出的水资源和水环境代价过高，单位 GDP 用水量和万元工业增加值用水量高于发达国家水平和世界平均水平，部分流域水资源开发利用已接近或超过水资源承载能力。转变经济发展方式，必须转变用水方式。只有实行最严格水资源管理制度，充分发挥水资源的约束性、控制性和先导性作用，利用水资源节约保护的"倒逼机制"推进经济结构调整和发展方式转变，才能更好地推动整个社会形成有利于可持续发展的经济结构、生产方式、消费模式，促进经济社会发展与水资源和水环境承载能力相协调、相适应。

4. 建立水资源需求管理制度

水资源需求管理是伴随着水资源短缺形势的加剧、水资源稀缺价值的提升而产生的新的管理方式。从人类开发利用水资源的历史中可以看出，长期以来，水资源管理的重心在于寻找和开发新水源、输水、配水和进行水处理，扩大供水规模以满足不断增长的用水需求。但是人类经济社会对水资源需求的不断增长，致使增加水资源供给的难度增加，迫使人们从供给的反方向，即从需求方面寻找解决途径，通过制度、技术和政策等措施，合理地抑制用水需求的增长，从而达到解决供求矛盾的目的。最早实行水资源需求管理的是以色列。从 20 世纪后半叶以色列建国伊始，就开始实行需求管理，其中心就是节水。通过水年度审计来检查无效损失、回收废水加以利用在工农业生产中大力推广节水技术，制订先进的用水指标和用水定额，控制用水需求的增长，以色列的节水灌溉技术是世界上最先进的。澳大利亚西部缺水地区，也是实施需求管理比较早的地区，通过控制配水效率，把水损失降低到最小，通过提高水资源的有效利用率、用水效率以及水的替代物等节水战略，使该地区的水资源供求矛盾有所缓和。

第四节　废物管理与循环利用

一、当前各国废弃物处理方法

由于人口和经济的增长以及生产和消费模式的变化，全球每年产生城市固体废物的数量都在增长。据估计，2015 年产生了 1.9 亿 t 的城市生活垃圾，预计在 2050 年将会达到约 3.5 亿 t，其中高收入国家年均产生垃圾多于低收入国家，以全球人口的 16% 产生 34% 的城市生活垃圾。高收入国家可以通过部署政策和工具来应对不断增加的城市生活垃圾量，包括欧盟的《废弃物框架指令》《垃圾填埋场指令》《包装和包装废弃物指令》、日本的 3R 战略，以及美国的《资源保护与回收法案》。

然而，仅侧重于增加再利用和再循环的措施对减少废物产生的影响微乎其微，即日本和荷兰等国家已发布措施减少城市固体废物的产生，但仍未能减少其年均产生的城市固体废物。相比之下，低收入国家往往缺乏适当的废弃物管理体系，可能是由于资金短缺、规划不善、法律执行不力以及缺乏技术和专业知识等。高收入国家将资源密集型生产和废物出口或外包给低收入国家，加剧其废物管理系统不足造成的环境问题。

通常，露天焚烧、乱扔垃圾和管理不善的垃圾填埋是低收入国家处置废物的主要方式：露天焚烧废物会释放有毒污染物和温室气体；乱扔的垃圾会危害野生动物和生态系统，尤其是海洋生物，全球海洋垃圾目前被认为是海洋污染的最大来源之一；垃圾填埋场中有机物的分解可能导致甲烷的释放，进而加剧温室效应。

二、废弃物管理与循环利用的重要性

关于废弃物的研究集中在评估废弃物与资源利用、气候变化、空气和水污染之间的联系。已有研究发现，全球生产的城市生活垃圾中只有大约13%被回收、5.5%被堆肥化；到2040年，当实施循环管理系统后，废物和废水对全球一次能源的相对贡献可能会从2%增加到9%；垃圾填埋场对全球人为甲烷排放量的贡献约为15%，此外城市生活垃圾的露天焚烧是颗粒物和大气污染物排放的重要贡献源。然而，全面评估和提供证据证明实施城市循环固体废物管理系统所产生的潜在环境协同效益的研究仍缺乏。目前还没有全球性的分析来考虑城市和农村环境之间的差异，来评估城市生活垃圾的产生、组成、管理和相关的环境负担在未来可能发生的变化。

废物管理与循环利用是关乎环境可持续发展的重要方面。有效的废物管理旨在减少对环境的负面影响，促进资源的有效利用和再循环。城市生活垃圾管理涉及收集、转运和处理三大环节，各利益相关群体参与不同。政府通过政策引导，公众、企事业单位和社会组织有不同关切，如环境影响、经济利益和政府负担。实际中，垃圾分类执行不力，环卫机构采用传统混合收集方式，公众对分类方法和标准认知不足，降低了参与热情。城市生活垃圾管理是系统工程，政府与公众合作至关重要。未来趋势是逐渐减少政府干预，增加公众参与，发挥垃圾资源化潜力。循环利用作为循环经济核心，强调城市生活垃圾的资源化。中国需建立城市垃圾系统的再生资源回收利用体系，使之与国家体系融合，实现"减量化、资源化、无害化"目标。城市生活垃圾管理的"平行双轨制"可提高再生资源回收效率，规范专业管理，解决拾荒者社会问题。政府退出经营性领域，转向政策制定和监督引导，促使垃圾处理产业化、市场化发展。

图3-5展示了城市和农村地区的人均生活垃圾，北美、欧洲、俄罗斯和大洋洲的城市和农村地区的人均垃圾产生率一直保持最高水平。到2050年，北美城市地区预计每人每年平均产生1 008 kg的生活垃圾，而农村地区每人每年平均产生806kg的生活垃圾，比欧盟28国高约35%，比大洋洲高45%。此外，SSP[5]情景的中国城市和农村人均年度生活垃圾产生量将比2015年增

5　SSP（shared socioeconomic pathway, SSP）指共享社会经济路径，是IPCC（Intergovernmental Panel on Climate Change，政府间气候变化专门委员会）提出的一种社会经济发展情景，用于气候变化模型和评估未来社会、经济和环境之间相互关系的工具。SSP被描述为"强有力的区域和全球合作，实现全球繁荣和可持续发展的未来"。

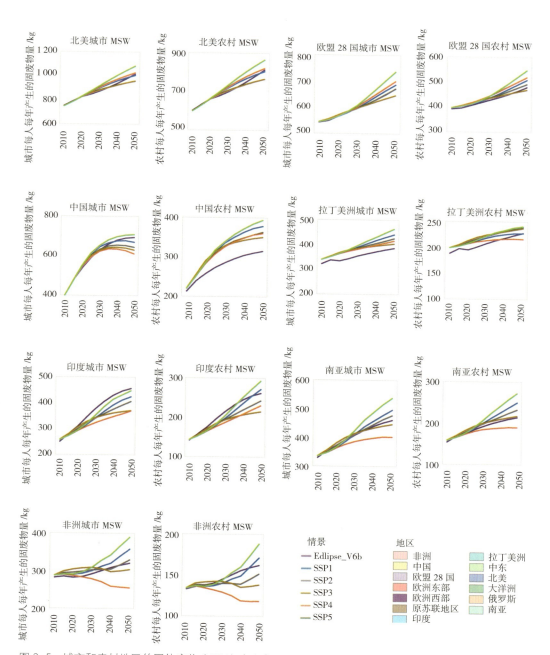

图 3-5　城市和农村地区的固体废物（MSW）产生率

加 31% ~ 36%，由于中国预计在未来 10 年实现更强劲的经济增长。同等情景下，到 2050 年，印度城市和农村地区的人均生活垃圾预计将分别比中国减少 16% 和 25%。所有情况下，非洲的城市固体废物产生量最低：预计到 2050 年，非洲城市地区每人每年平均产生生活垃圾 355 kg，农村地区平均每人每年产生生活垃圾 155 kg。

三、废物管理——城市垃圾管理

城市生活垃圾管理的三大环节——收集、转运和处理过程中，都不同程度地体现公民个人、单位、社会组织和政府等各个利益相关群体的参与。政府通过制定一系列政策正确地引导公众的行为，公众为了自身的利益不同程度地参与城市生活垃圾的管理中，这些相关群体利益主体不同，参与城市垃圾管理的积极性和目标也有差异。实际生活中，绝大部分个人或家庭没有按规定进行垃圾分类投放，大部分城市的环卫机构也仍习惯于传统的生活垃圾混合收集方式，相应工作人员对生活垃圾分类方法及收集方式掌握不准，这不利于公众对垃圾分类的方法和标准的认知养成，也极大地削弱了公众的参与热情。保障城市生活垃圾收集公众参与的有效实现，仍然依赖于政府机构管理水平和公众意识的提高，需要政府和公众的互动配合。

城市生活垃圾管理是一个复杂的系统工程，垃圾管理的成功与否与垃圾的收集、转运和处理三个环节密不可分，公众的参与程度和政府管制互动也与垃圾管理的三个环节紧密相连。同时，逐渐减少政府的强制干预，增加公众参与是市场机制作用的必然趋势，公众参与城市生活垃圾管理的模式由初始的诱导式模型逐渐向自主式模型过渡也是市场化进程的必然结果。不断优化、完善中国城市生活垃圾管理模式。政府应逐渐从城市垃圾处理的经营性领域中退出，工作重心转移到制定政策、监督与引导公众参与管理上来，对公众参与城市垃圾管理加以规范和指导，为其发展创造宽松的环境。垃圾是资源而不是废物，只有在发挥政府与公民、企业和社会组织共同作用，引入市场机制，形成垃圾处理的工业化、产业化的前提条件下，才能使城市生活垃圾减量化、资源化和无害化这一目标成为可能。

四、我国城市垃圾的处理方式及再生资源回收

中国当前的城市生活垃圾处理方式还较为落后，主要表现在两个方面。首先，焚烧处理率较低。虽然近年来中国城市生活垃圾的焚烧处理量逐年上

升，但卫生填埋还是主要的处理方式，焚烧处理率很低。其次，本土化的焚烧处理技术还不成熟。如前所述，居民传统的垃圾分类习惯与国际化的处理设施之间存在矛盾，导致外来的技术设施难以适应本土化的生活垃圾构成。

21 世纪是循环经济的时代，要求将传统的"资源—产品—污染物"单向流动的线性经济模式逐步转变为"资源—产品—再生资源"反馈式流程的循环经济模式。再生资源回收利用引起了世界各国的重视，如德国进行了双轨制系统的构建，建立了平行于政府环卫系统的包装物回收系统，将具有再生价值的废弃包装物回收并重新利用。

我国再生资源回收利用体系主要以家电、汽车（轮胎）、钢材等"体大价高"的废旧商品回收利用为主，而与城市生活垃圾中"体小价低"的废旧物品回收利用缺少有效的衔接。因此，在现行的生活垃圾收集处置体系之外，建立城市生活垃圾系统的再生资源回收利用体系，使之与国家再生资源回收利用体系相融合十分有必要。以循环经济理念为指导，实现城市生活垃圾的"减量化、资源化、无害化"已成为全球性的共识。国家"十三五"规划中也提出要实施循环发展引领计划，推进生产和生活系统循环链接，加快废弃物资源化利用，健全再生资源回收利用网络，加强生活垃圾分类回收与再生资源回收的衔接。

1. 城市生活垃圾处理"平行双轨制"

城市生活垃圾管理"平行双轨制"指的是两种平行的城市生活垃圾收运、处理体系，即以政府部门为主的（体制内）原生资源收集处置体系和以社会力量为主的（体制外）再生资源回收利用体系。前一体系是对城市生活垃圾中不可直接回收利用的生活垃圾坚持以政府部门管理为主，发挥政府相关部门、事业单位以及国有环卫企业等主体的作用。后一体系是对城市生活垃圾中可直接回收利用的生活垃圾坚持以社会力量管理为主，彰显传统的拾荒者、收荒匠、收购商以及现代的再生资源企业等主体的力量。"平行双轨制"与其他两种城市生活垃圾管理体制既相互联系又相互区别，除了管理体系、管理主体和管理方式不同之外，最重要的区别在于城市生活垃圾管理首要目标不同。"平行双轨制"是在减量化和无害化的基础上更加注重资源化，因此资源化是这一体制的首要目标。而减量化是体制内双轨制的首要目标，无害化则是体制内单轨制的首要目标。

2. "平行双轨制"建构的优势

平行双轨制循环经济理念体现了循环经济的前沿理念，符合现代城市生活垃圾管理的要求。其首要优势在于提高再生资源回收利用效率，这对未来中国城市社会发展是一个重要目标。通过平行双轨制的构建，可以规范和专业化再生资源回收利用体系，从而提高城市生活垃圾的回收利用率。此外，该制度有助于实现资源化、减量化、无害化的政策目标，明确城市生活垃圾治理的重要方向。

平行双轨制的建构明确了拾荒者在城市生活垃圾管理中的正面角色，体现了其在再生资源回收中的正能量和巨大社会贡献。通过这一制度，社会能够更好地认可和尊重拾荒者的工作，为城市生活垃圾管理注入更多的正能量，推动城市建设朝着更加可持续的方向发展。有利于解决拾荒者的社会问题。在现实生活中，垃圾拾荒者处于社会底层，很多时候被认为是城市形象的破坏者和某些社会问题产生的根源。但是他们通过捡垃圾、收废品又为城市生活垃圾管理，特别是再生资源回收作出了巨大贡献。"平行双轨制"的建构能够明确拾荒者在城市生活垃圾管理中的角色，体现其在再生资源回收中的正能量，也必然会使政府和社会增加对拾荒者的人文关怀，充分尊重这一群体的诚实劳动和合法经营。这样，拾荒者不仅有了广阔的就业平台，提高了物质生活水平，还能够得到精神上的安慰，在心理上不再边缘化，最终有利于解决其带来的就业、社保、违法等社会问题。

第五节　城市农业与本地食品供应链

一、城市农业是什么

城市农业定义为以满足城市居民的日常需求为根本目的，提倡在遍布于市区内及其边缘区的土地和水域中，以个体或合作的模式，生产多样化的农作物和养殖家禽、牲畜并加工成食物和燃料等产品，通过现实和虚拟网络平台进行交换、销售、分配和消费。它结合了永续农业的发展理念，要求利用本地自然资源，尤其是可再生能源（风能、太阳能和生物质能等），再利用城市废弃物，倡导生产方式在水平和垂直方向上的集约化。它不仅可为城市居民供给食物，还具备一定的生态效益，可创造经济价值及就业机会，提供休闲娱乐场所，以及创建具有地方特色的城市景观。

城市农业的优势在于：

（1）城市农业的发展对国家可持续发展产生了多方面的积极影响，其中首要的目标之一是保障国家粮食安全。通过推动城市农业的发展，能够降低本地对粮食的依赖度，从而在战争、自然灾害等极端情况下，确保国家粮食供给的可持续性。这一举措不仅有助于维护国家经济的稳定性，也提升了国家在面临各种不确定性挑战时的食品安全保障能力。

（2）城市农业的理念强调减少化学试剂、杀虫剂、保鲜剂等对食品的使用，以确保食品供应的新鲜和安全。这有助于保障食品卫生，提高人民的整体健康水平。通过减少对有害物质的使用，能够建立更加可持续和环保的农业体系，为未来的世代创造更健康、更可持续的食品供应链。此外，城市农业的发展也在消除城乡差别、提供就业机会方面发挥了积极作用。

（3）城市农业策略有助于打破城乡对立，消除旧的分工和身份差别，促进城乡有机融合。同时，这一发展方向也为城市失业人口、失地农民等提供了新的就业机会，为社会提供更广泛的发展机遇，有助于实现城乡经济的共同繁荣。城市农业的发展不仅提高了国家的经济效益，同时也为市民生活品质带来积极改变。这一策略革新了传统的景观绿化概念，不仅美化了城市环境，还促进了居民之间的交往。同时，通过有效利用城市空置物业，可以减少犯罪率、垃圾堆积等问题，提升社区凝聚力、安全防护与居民的归属感。此外，城市农业的发展还为居民提供了更多的户外活动空间，有助于促进身体健康，成为一种有效的健康治疗手段。

（4）城市农业可以缩短食物里程，减少运输过程的碳排放，改善生态足迹，美化城市环境。推行城市农业，能够极大提高城市生态承载力：增加城市生物多样性，塑造地方特色景观，提升城市环境品质，还可用作暂时灾害避难场所。发展城市农业，可推进城市经济结构变革，使城市从消费化石资源的消费型城市向生产粮食、能源和资源的生产型城市转变。该策略不仅创造直接经济收益，还可提升自身及周边的经济价值：通过吸引闲置资本并利用先进技术来创造乘数效应，提升城市经济活力。

二、城市农业主要技术手段

1. 水资源的循环利用技术

水资源的循环利用技术将分质分区供水、中水回用、雨水利用等技术有效结合，使水资源得以有效节约和正常循环，水环境得到很好保护，同时使排水系统的负担大大降低。落到屋顶、路面、建筑物外廊及阳台的雨水汇雨快、污染轻，可通过管道系统收集起来输送到地下水池，与卫生间内的洗浴用水、洗衣排水和厨房内的洗菜、淘米、洗碗的排水经处理（包括物理、化学或生物处理，旨在减少水中病原体的同时保留作物所需的养分）、沉淀、过滤和消毒而得到的"中水"相混合，既可用来灌溉农作物及景观绿化，还可供给水产品养殖。其中，温室的灌溉用水经栽培的植物蒸发到空气中，之后水汽凝结并被收集起来，经过一些简单的处理，监测达标后可作自来水。

2. 土壤生态修复技术

在既有城市中发展城市农业常利用城市中的空置物业，包括住宅、商业和工业棕地等，具有一定风险，因此，如果用地的历史属性显示该地块可能具有较高污染概率，则必须进行环境现场评估，以确定污染程度。对污染土壤的修复技术主要包括原位修复技术和异位修复技术。原位修复技术较为常用，包括物理、化学和生物方法等，例如覆盖土隔膜技术、土壤气相抽提技术、微生物和真菌整治、堆肥，以及植物修复技术。物理技术大多非常有效，但是价格相对昂贵，并且存在一定的环保弊端。生物技术成本较低，需要的时间段较短，然而某些金属可能会通过与微生物相互作用使毒性增强。植物修复技术成本低，易于与自然环境和景观美化相结合，但花费时间长，而且过程结束之后必须对植物进行处理。微生物修复技术成本低，花费时间短，最为适宜城市农业用地的治理。异位修复技术可分为挖掘和异位处理处置技术，例如土壤淋洗技术。具体选择哪种土壤污染生态修复技术通常需要考虑规划布局、规模以及场地周边的景观规划和建设条件等。

3. 新型栽培技术

相比于传统的系统条播法，无土栽培技术具有对自然环境要求低、灾害影响程度小、农药使用量小、资源节约利用、农作物产量及品质高等优点。尤其是滴灌、水培和气培等技术还可实现垂直种植，提高空间利用率。需要注意的是，由于垂直农业的种植基质往往几乎不具备任何自我再生能力，因此，需要经常为基质补充养分。水培、气培系统还可采用鱼菜共生策略，将缸中所堆积的鱼的排泄物用来为农作物施肥。

4. 综合虫害管理技术

综合虫害管理技术是根据特定的农作物、害虫和环境情况，结合生物、物理、化学等工具，并在最大程度减少健康、环境和经济风险的前提下，选择适宜的应对方案。它强调减少农药、杀虫剂的使用量，并着重于预防措施和替代性控制措施的实施，从而保护生态，保护益虫。以土壤为基质的农业，由于土壤中可能携带虫卵，因此在种植前可进行土壤消毒处理。日常的病虫害预防需注意：改良土壤结构及肥力，增强作物的抗病能力；保持环境清洁、干爽，保障苗间距充足，以减少害虫及病菌的滋生、传播概率；尽量选择抗性佳、少病虫害的作物品种；丰富种植作物品种的多样性，每年将不同品种的作物种植在不同的区域中，可避免土壤产生对特定种类作物有害的病菌；还可利用一些固定品种或是品种间的天然搭配来减少病虫害的发生，例如利用大蒜杀菌，利用艾菊祛除蚁病，利用旱金莲驱除蚜虫，将番茄、白菜和卷心菜搭配种植可驱除菜粉蝶等。由于鸟类是很多害虫的天敌，可在农田中设置鸟类饮水装置吸引鸟类，这也是一种生物防控虫害的方式。每次收获时可从每个品种中保留 1 ～ 2 株留种，以便益虫繁殖，抑制害虫和病菌。

5. 城市农业与本地食品供应链结合

本地食品供应链是指在一个特定地区内建立的食品生产、加工、流通和销售的整体体系。这一概念强调在本地范围内实现食品的生产和流通，以满足当地居民的需求。随着城市化进程的不断推进，城市农业与本地食品供应链的结合成为实现可持续城市发展和食品安全的重要策略。

（1）城市农业的兴起使得城市周边地区成为农产品的重要生产基地，提供蔬菜、水果等新鲜农产品。这不仅为城市居民提供了更加丰富多样的本地食品选择，同时也有助于减少对远距离供应链的过度依赖，构建更为可持续的食品供应体系。城市农业的产品纳入本地食品供应链，实现了短距离供应链的目标。通过缩短运输距离，城市农产品更加迅速地从农田到达城市居民手中，不仅降低了运输成本，也减少了对环境的负面影响，进一步促进了城市的可持续发展。建立农产品市场和促进农民与城市社区的合作是城市农业与本地食品供应链结合的另一个关键点。通过市场的搭建，城市居民更便捷地获取本地农产品，同时也促进了农产品生产者与消费者之间的直接联系，加强了社区凝聚力。这种密切的联系不仅有助于建立信任，还为农产品提供了更为直观的市场反馈，有助于农业生产的优化与调整。

（2）城市农业与本地食品供应链的结合还涉及城市绿化与农业的有机整合。通过在城市中合理利用空地、楼顶和垂直空间进行农业生产，不仅提高了城市的绿化水平，还为农业提供了更多的生产场所。这种创新性的做法不仅美化了城市环境，同时也提高了城市的自给自足能力。在技术创新方面，引入现代农业技术如垂直农业和智能农业，提高了城市农业的生产效率和产品品质。数字化管理系统的应用，使农业生产更为精细化和可控，从而更好地适应本地市场的需求，促使城市农业更加灵活地满足食品供应链的要求。通过城市居民的农业教育和意识提升活动，推动消费者更加关注本地食品的重要性，建立可持续消费观念。这不仅有助于支持本地农产品，还能够推动城市农业与本地食品供应链的健康发展。综合来看，城市农业与本地食品供应链的有机结合为实现城市可持续发展和食品安全提供了全方位的解决方案。

参考文献

［1］ 李煜,陶锦耀,潘奕.流行病视角下的健康街道设计评价体系初探——以北京城区为例［J］.建筑技艺,2019(12)：63-69.

［2］ 张蓉,李艳红.空间流行病学在传染性疾病预防与控制中的应用［J］.疾病监测与控制,2018,12(2)：134-138,143.

［3］ 茹小磊,杨超,严钢,等.应对突发大规模流行病的城市常规公交管控策略［J］.中国公路学报,2020,33(11)：11-19.

［4］ 丁海燕.连云港饮用水水质与市区人群健康的关系及改善措施［J］.当代生态农业,2012(Z1)：107-112.

［5］ 吕嘉春,施侣元.饮水与白血病［J］.中华流行病学杂志,1994(1)：19-22.

［6］ WANG Z, GU W, GUO X, et al. Spatial association of surface water quality and human cancer in China［J］. NPJ Clean Water, 2023, 6(1)：53.

［7］ 郭林峰.生活饮用水产生二次污染的原因和措施［J］.中国医药指南,2013,11(6)：354-355.

［8］ 孙玲玲,乔建民,徐韶玲,等.一起学校饮用水污染引起细菌性痢疾暴发流行的调查［J］.中国校医,2002,16(3)：228.

［9］ 朱石嶙,冯茜丹,党志.大气颗粒物中重金属的污染特性及生物有效性研究进展［J］.地球与环境,2008(1)：26-32.

［10］席淑华,孙文娟,叶丽杰,等.大气污染对儿童健康所致潜在危害研究［J］.环境与健康杂志,2000,17(1)：26-28.

［11］POPE Ⅲ C A, BURNETT R T, THUN M J, et al. Lung cancer, cardiopulmonary mortality, and long-term exposure to fine particulate air pollution［J］. JAMA, 2002, 287(9)：1132-1141.

［12］PENG R D, WELTY L J, MCDERMOTT A. The national morbidity, mortality, and air pollution study database in R［R/OL］. Johns Hopkins University, Dept. of Biostatistics Working Papers, 2004(44). https://biostats.bepress.com/jhubiostat/paper44.

［13］常桂秋,潘小川,谢学琴,等.北京市大气污染与城区居民死亡率关系的时间序列分析［J］.卫生研究,2003,32(6):565-568.

［14］CAO Z, ZHOU J, LI M, et al. Urbanites' mental health undermined by air pollution［J］. Nature Sustainability, 2023, 6(4):470-478.

［15］王忠福.我国水资源利用中的问题与可持续利用对策［J］.西安邮电学院学报,2011,16(5):122-127.

［16］中华人民共和国水利部.中国水资源公报2020［M］.北京:中国水利水电出版社,2021.

［17］王柱强.我国水资源污染防控产业研究［D］.北京:中国地质大学,2010.

［18］ZHAO X, ZHANG H, LI T, et al. Types identification and development tracking of urban water scarcity in China: A case study of 32 major cities［J］. Journal of Natural Resources, 2023, 38(10):2619-2636.

［19］赵琳,何萍,闫桃,等.昆明市近50a降水变化特征分析［J］.云南地理环境研究,2017,29(6):54-61.

［20］吴维,吴明,郑贤来,等.论中国水资源的可持续发展与利用［J］.农村经济与科技,2009,20(8):3-4.

［21］ZHOU L, WANG H, ZHANG Z, et al. Novel perspective for urban water resource management: 5R generation［J］. Frontiers of Environmental Science & Engineering, 2021, 15(1):16.

［22］GóMEZ-SANABRIA A, KIESEWETTER G, KLIMONT Z, et al. Potential for future reductions of global GHG and air pollutants from circular waste management systems［J］. Nature Communications, 2022, 13(1):106.

［23］王树文,文学娜,秦龙.中国城市生活垃圾公众参与管理与政府管制互动模型构建［J］.中国人口·资源与环境,2014,24(4):142-148.

［24］郭顺荣.中国城市生活垃圾的分类回收现状及对策［J］.资源节约与环保,2012,(4):59-60.

［25］施维荣.简介德国的双轨制回收系统［J］.环境研究与监测,2013(1):2.

［26］孙莉,张玉坤,张睿,等.城市农业规划理论及其应用案例解析［J］.现代城市研究,2016(3):46-53.

［27］徐梦洁,李娜,吴韦丽,等.社区农业发展与思考［J］.安徽农业科学,2008(20):8819-8821.

第四章 绿色城市与自然环境

气候变化给城市生活带来与日俱增的威胁，国际社会开始将目光转向崭新的绿色城市。在此之前，在多数城市理念中，效率、平等与环境可持续都是相互分离，甚至是相互排斥的。而绿色城市将更高的生产力和创新能力与更低的成本及环境负面影响结合起来，并力图更有效地应对人口贫困与社会分化等问题，使绿色城市在众多城市可持续发展理念中脱颖而出，在世界范围内获得广泛推广。国外对绿色城市的研究，是以追求良好自然环境、控制城市环境污染为概念起点的；由于我国目前城市发展所面临的严峻的资源环境问题，国内学者则更倾向于研究绿色城市在降低资源环境风险、改善人居环境方面的作用，较少关注城市绿色发展所带来的经济机遇、就业机会和社会进步等。

综合考虑国内外相关研究对绿色城市内涵的界定和特征描述以及我国城市发展的阶段性特征，在中国，绿色城市的内涵可以概括为：兼具繁荣的绿色经济和绿色的人居环境两大特征的城市发展形态和模式。

第一节　城市绿地

城市绿地是指以自然植被和人工植被为主要存在形态的城市用地。其中包含了城市建设用地范围内用于绿化的土地，以及城市建设用地之外，对城市生态、景观和居民休闲生活具有积极作用、绿化环境较好的区域。城市绿地提供了丰富的生态系统服务，包括调节局地气候，减少噪声和空气污染，以及节约能源。同时，城市绿地还为居民提供了健身锻炼、聚会交流、休闲游憩等休闲服务，对改善居民健康，维持良好社会关系，提高生活质量，起到了不可小觑的作用，对提升居民福祉和提高城市可持续性具有重要意义。

一、城市绿地的作用

一方面，快速城镇化与城市致密化发展，引起了环境污染、汽车依赖的生活方式等问题，进而使得人类疾病谱发生改变，呼吸系统疾病、循环系统疾病、肥胖等慢性疾病逐渐成为威胁居民健康的主要病因；另一方面，此种城镇化发展模式还造成城市绿地在数量上不断受到挤压，在空间格局上面临破碎化的风险，导致其可达性与服务质量随之降低。城市绿地（尤其是公共绿地）作为建成环境的重要组成部分，被证明能够改善社会经济条件差的女性的妊娠结果，减少心血管及呼吸道疾病的发病率及死亡率，减少健康不平等状况，促进体力活动，缓解压力，降低患肥胖症风险；具有提高总体健康状况，改善社会关系状况等促进身体、心理和社会健康的效益，并能够引导居民形成积极健康的生活方式。此外，接触自然能够对人类产生长期健康效益，儿童时期与自然有亲密接触或者经常使用公园等绿色空间，成年后更倾向于产生"亲环境行为"。因此，国内外政府出台了一系列通过改善绿地的可达性和可获得性减少绿地服务不平等等方式来缓解公共健康问题的政策与文件。关注和重视接触自然产生的健康促进效益，对于保持和改善公共健康具有重要意义。

绿地作为城市重要的基础设施，为城市提供必要的供给与多元的服务。其中，绿地植物群落是城市绿地的有机组成，绿地植物群落的健康与稳定是城市绿地设计与管理者共同追求的目标。城市绿地作为城市生态系统的重要组成，在发挥生态服务功能、维系城市生态平衡、提高城市生态环境质量等方面发挥关键作用。对于应对气候变化、PM$_{2.5}$、雨洪等敏感的城市环境问题，城市绿地植物群落几乎成为了解决城市病的万能良药。

越来越多的证据表明，绿地的生态服务在绿地与人类健康之间的关联性中起着重要的中介作用。千年生态系统评估将绿地的生态服务功能划分为四种类型，对绿地的健康作用机制归入文化生态服务、生态调节服务及生态支持服务这三种服务类型。其中，根据居民受益的方式又将绿地使用分为主动参与（直接使用绿地，如通过在绿地中运动而获益）与被动接受（间接使用绿地，如无须接触绿地就能享受绿地净化后的空气）两种（图4-1）。

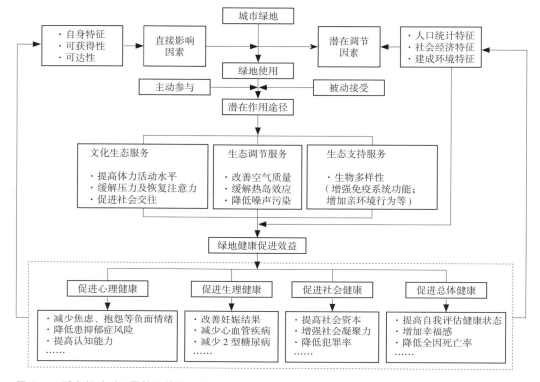

图 4-1　城市绿地对居民健康的潜在作用机制

二、绿地可达性对居民使用绿地和居民健康的影响

　　绿地能够为居民提供锻炼身体的场所，促进居民的身体健康，减少死亡率和慢性病发病率。大量研究表明居住地的绿地可达性与居民进行身体锻炼的频率相关。例如，居民的锻炼水平与居住地附近的绿地总面积、绿地数量，以及最邻近绿地的面积正相关，与居住地到最邻近绿地的距离负相关；绿地中的锻炼设施，如健步道、健身器材、儿童游乐设施等有助于提高居民使用绿地的频率。另外，绿地不仅与居民的身体健康相关，还对居民的心理福祉具有显著的正面影响。有研究发现，居民的心理健康水平与居住地附近的绿地面积、居民在绿地中停留的时间以及居民使用绿地的频率正相关联。有学者针对绿地的可达性和特征以及绿地中的自然体验对各类正面及负面情绪的作用进行了研究，发现居住地的绿地可达性和生物多样性能够促进居民放松心情，城市居民在绿地中接触自然或独处有助于减少压力，放松紧张情绪。

绿地可获得性未考虑个体对绿地的实际可获得的机会与邻近度的具体情况，因此，单纯地考虑绿量指标，而不考虑可达性问题，可能会造成：在大尺度范围内（如城市尺度）平均每位居民的绿地供应量很高，但实际在小尺度范围内（如社区尺度），部分地区出现绿地供应不足现象。绿地的可达性，主要基于个体的绿地获得机会与使用可能性视角将公平性问题纳入考量范围。如深圳市绿地系统规划中的公园 500 m 范围居住用地覆盖率这一绿地可达性衡量指标，一定程度上减少了因绿地及人口分布不均导致的绿地供给不公平性问题。但这仅从空间（距离）上保证了居民有到达或接触绿地的机会，而公园的 500 m 服务范围内人均绿地使用面积是否合理，同样影响绿地的实际使用。

在一些其他学科领域，绿色可达性也是重要的研究指标。流行疾病学领域将城市绿地可达性作为研究两者之间关系的核心要素，认为其是衡量城市绿地效益发挥的重要指标。绿地可达性指标测量方法多样，既包括客观可达性测量，又有主观可达性感知，但所有测量方法都基于使用者视角。此外可达性作为城市绿地的一个重要特征，因能提高居民室外体力活动水平，许多国家或地区已将提高城市绿地可达性纳入公共健康干预策略，如哥本哈根公共健康办公室早在 2006 年时，就已提出保证 90% 以上的居民的城市绿地可达距离在 400 m 范围内。

城市绿地的分布及其可达性，一方面与其所处的地理位置有关，如城市中心部分的绿地往往比靠近城市外围地区的绿地少，另一方面与居民的社会经济地位有关，如低收入水平或社会地位较低的居民，通常居住在绿地覆盖率低的城市地区，导致其住区绿地的可达性较差。但如果通过提高贫困地区绿化水平的方式平衡绿地分布的非均衡性，可能存在另一个挑战，即绿地面积的增加可能会提高房屋价格上涨的风险，使其又转向更高收入水平的居民。因此，在紧凑型城市中，提供高可达性的城市绿地成为健康干预面临的主要问题。

三、城市绿地发展遇到的问题

在日益恶化的城市环境中，植物生境受到严重破坏，绿地植物群落生长与发育状况堪忧。健康稳定的植物群落结构不仅可以为植物提供良好的生长环境，也有利于提升应对环境变化等问题的适应能力。城市绿地作为城市生态系统的重要组成部分，近年来取得了显著的发展，然而，随着数量的不断增加，质量和功能提升的问题也逐渐凸显。在城市绿地建设的过程中，过度追求数量的增长可能导致不合理的种植方式，从而影响植物群落结构的稳定和可持续性。建设周期的短暂性使得过度追求"一次成型"，可能导致植物群落动态和过程缺乏有效调控。规格与规模问题在短期内实现高品质景观效果时成为手段，却未充分考虑植物群落动态和结构的稳定性。同时，城市绿地受到明显的人为干预，人工化特征明显，影响了植物群落的自然性。

随着城市综合水平的提升，城市经济、社会、环境水平不断提高，城市绿地建设得到迅猛发展。然而，服务与功能导向成为主导考虑因素，却可能忽视了自然特质。近自然园林的发展成为城市生态园林建设的趋势，强调从自然植物群落中吸取经验。而在建设模式上，节约型园林的倡导成为追求效益最大化和资源节约的手段。在资源与环境关注不断增强的当下，城市绿地建设需要更加注重生态效益，为环境可持续性发展贡献力量。科学基础的建立就显得尤为重要，强调对城市绿地植物群落自然特质与规律的深入研究，为设计和构建提供科学基础。城市绿地质量的提升对于植物群落结构的稳定和可持续性至关重要。通过对植物群落结构的稳定性进行深入研究，有助于提升植物群落对环境变化等问题的适应能力。因此，城市绿地建设需要在保持数量增长的同时，注重提升绿地的质量，实现数量与质量的平衡，以促进城市生态系统的健康发展。

第二节　绿化计划和城市森林

全球城市化的快速发展引起了诸多生态、环境健康、安全问题，开展城市森林建设，建设和管理好城市树木与森林，充分发挥其在净化大气、减缓热岛效应、吸收温室气体、净化城市河流水质、消减城市内涝、保护生物多样性等方面的生态环境服务功能，能够促进城市居民生活方式的转变，增加城市居民，特别是城市儿童户外活动的时间与强度。同时，也可以有效增加城市与城郊居民的经济收入。

中国的城市森林是指在市域范围内形成以森林和树木为主体，城乡一体、稳定健康的城市森林生态系统，服务于城市居民身心健康发展，且各项建设指标达到规定标准的城市。这些指标包含城市森林生态网络、城市森林健康、城市林业经济、城市生态文化、城市森林管理。

一、城市森林建设的系统要求

城市森林建设作为林业发展的关键内容，强调了全面性的观念。首要任务是在城市内部实施大规模的绿化工程，同时在人们心中播下绿色理念，使绿色概念贯穿城市生活的方方面面。这一建设要求各个部门的密切协作，以确保城市的自然生态系统得到充分地保护和改善。重中之重是通过增加绿地面积和引导"绿念"来实现城市的绿化目标。这不仅有助于提升城市森林绿地的质量，而且能够创造出全方位的生态、经济和社会综合效益。城市森林的建设范围是全域性的，包括城区、郊区和乡村，并要求一视同仁。全域监测和评估系统的实施使得建设的过程可以得到及时、全面地了解，为后续的调整和改进提供依据。建设的立体化方向包括水平和垂直两个方向，以增加城市的绿量并拓展生态空间。这要求在城市规划和设计中考虑到三维空间，使得城市的各个层面都能得到充分利用。城市森林的建设目标以人民为中心，强调了惠民性，包括广泛征求社会公众意见、减少对生产生活的负面影响，提供参与机会和接受监督。这确保了城市居民能够真切感受到城市绿化带来的实际好处。

城市森林的建设目标还表现为特色化，结合当地的自然、文化和经济特点。在城市规划、设计和建设中体现本土特色，旨在创造一个独特的城市风貌。全域性要求在资金、政策、工程等方面平等对待城乡，共享建设成果，确保城市发展的可持续性。最终，全域监测和评估要在全域规划和管理的基础上，以确保城市森林建设达到一定的标准和效果，为城市未来的可持续发展奠定坚实基础。

二、实施绿色计划是建设城市森林的重点

科学规划编制是城市森林建设的基石，其长远性和执行力直接关系到城市的可持续发展。在制定城市森林建设总体规划时，必须确保规划具有科学性，能够合理引导城市的发展方向。为此，顶层设计是至关重要的，政府在建设过程中需要进行详细的规划，包括目标任务、资金投入、人才配备和科技支撑等各个方面，以确保建设过程有序推进。为有效衔接各项规划，特别是与城市总体规划、经济社会发展规划等相关规划的协调，必须进行全面深入的分析。这不仅包括对城市森林建设潜力的客观分析，还需科学划分建设阶段，明确不同阶段的建设目标。只有通过详细的分析，规划才能更加贴近实际，确保各项规划有机衔接，共同推动城市的可持续发展。

　　绿化政策是重要的城市绿地动态的驱动因子，可有效防止绿地空间受到进一步的破坏。1986—1998 年，上海市政府修建了绿化带、陆家嘴中心绿地、黄浦滨江长廊和多处休憩公园。1994 年上海市政府提出建设以大型生态林地为主体、中心城区以"环、楔、廊、园"为基础的绿化系统和市域绿色空间体系。在 2002 年，上海市政府对城市的规划也由建设"城市中的绿地"转向建设"绿地中的城市"，在 2008 年与 2010 年上海市政府设计了复合的生态用地结构并提出"基本生态网络规划"。图 4-2 为 1990—2022 年上海市绿地空间的变化，这也反映近年来生态文明、绿色发展和生态红线的概念逐渐深入人心，城市绿色空间越来越受到重视。截至 2023 年底，上海全市各类公园数量达到 832 座，其中城市公园 477 座、口袋公园 265 座、乡村公园 89 座、主题公园 1 座。在保证绿地面积不断增长的同时，上海市聚焦"公园 +"，注重人与绿色的交互，提升公园拓展服务水平，开展"森林乐享节"、"蝶恋生境，美美与共，园社联动蝴蝶主题科普活动"和"四季"长三角森林体育嘉年华系列等活动。

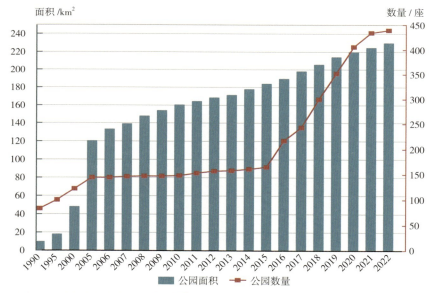

图 4-2　上海市公园绿地数量和面积的变化（不含口袋公园）

　　在建设内容的确定上，必须合理融入各项创建指标，突出与城市森林建设密切相关的内容，同时舍弃那些关系不紧密的元素。这有助于确保总体规划的实施性和针对性，使得建设过程更加高效。强化组织领导不可或缺，这需要实现政府的主导，由林业部门组织协调，有关部门分工负责，同时广泛动员社会公众参与，形成一个有力的建设体系。为了保障城市森林建设的质量，还需建立完善的监督考核机制，将建设纳入年度考核，建立奖惩制度，以确保各项任务能够保质保量完成。同时，推进城乡绿化量的扩大也是必要的，通过全民义务植树运动和大规模造林绿化工程，充分利用城市空间进行绿化，提高城市的生态环境。

在提高森林质量方面，选择适生树种和长寿树种，多样化植物配置，减少人工过度干预，促进自然生态系统的稳定，是建设过程中的重要环节。此外，建立完善的森林步道系统和绿道网络，免费向市民开放公共森林绿地，发展森林旅游景区和康养基地，有助于提升综合效益，使城市居民更好地享受自然的红利。

推进城市森林群建设是在城市群发展的有利条件下的战略选择，能够形成更大范围的生态效应。为了更好地宣传和推广城市森林建设，充分利用多媒体平台进行宣传是必要的。通过报纸、广播、电视、网络、微博、微信等渠道，传播城市森林建设的理念、成果和重要举措，提高社会对该建设的认知度。同时，通过调查问卷和户外广告，提高市民对生态建设的关注度，促使更多人参与到生态建设中。组织群众性生态公益活动，如义务植树、环保讲座等，可以激发市民对生态建设的实际参与，形成一个共建共享的良好局面。鼓励文艺工作者和爱好者参与生态文化创作活动，通过艺术作品传递生态文明理念，也是宣传的有效手段。将城市森林建设纳入国家级示范，借鉴和推广成功的经验，形成全国范围的推动机制。通过这一系列的规划和措施，可以使城市森林建设更具科学性、可行性和可持续性，为城市的未来发展奠定坚实基础。

第三节　促进城市生物多样性

城市生物多样性作为城市环境的重要组成部分，是城市生态系统稳定、可持续发展及生态安全的资源保障。随着经济的发展，城市用地与农业占地不断扩张，加之高等级交通网的建设，使生态用地破碎化日益严重，导致生物多样性不断降低，威胁区域与城市生态安全及可持续发展。相应地，城市生物多样性的丧失导致生态系统服务功能降低，从而削弱了城市居民的生态、精神与经济福祉。生物多样性及生态功能引导下的绿色空间规划逐渐引起关注。

一、城市生态系统

目前有学者从生物多样性保护、景观认知、生态足迹与生态系统服务等角度，对城市绿地的规划管理进行了研究，以期提高城市生态生物的多样性和游憩性。但这些研究大多考虑物种及其栖息地的现有空间分布与价值差异，忽略了一个区域中物种、生态系统及生态过程安全可持续发展的需求。因此，在生物多样性保护基础上，结合城市生态安全与可持续发展需求运用更加全面、系统化的方法构建城市生态安全格局成为城市规划今后的研究趋势。国际与国内已制定了生物多样性保护相关的战略与行动计划，将生物多样性作为城市生态安全格局建立的依据具有更强的可操作性。

城市景观往往超越了单个城市的行政边界，形成一个连续复杂的生态系统，人类在这个生态系统中处于主导地位。城市生态系统在气候、土壤、水文、物种组成、种群动态和能量及物质流等方面与自然生态系统均有所不同。图4-3展现了部分城市群每隔10年的生态系统健康变化情况。

气候、土壤、水文等物理条件以及人类对城市土地的利用方式及其全方位的物质干涉形成的新的城市形态影响和决定了城市生态系统中的动物种群与植物群落。城市土地的利用方式决定了人们对土地的干涉方式和强度，甚至影响了城市生态系统的生成条件。随着水泥、沥青、石材、玻璃等新材料

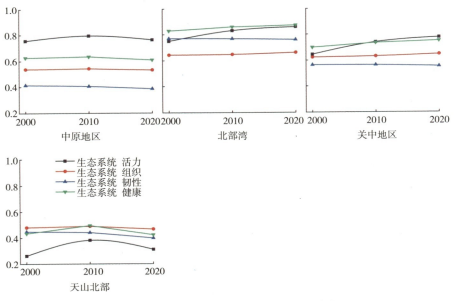

图4-3 部分城市群 2000 年、2010 年和 2020 年生态系统健康变化

的引入，植被覆盖层被铺砌面和建筑物所替代，原本具有生物循环作用的城市表面被替换。这些新材料覆盖了本来的土壤，改变了原有的生态功能，介入了全新的温度特性，影响了水文的循环过程。此外，人类的使用活动将一些新的物质、养分和污染引入到水循环系统和大气当中。于是便产生了一个新的物质世界——城市生态系统，它不仅引入了新的物质，而且形成了一个新的生态系统。

二、生态城市的规划原则

在规划城市生态方面，首要的原则之一是城市生态位最优化原则。这一原则的核心在于生态系统的保护和恢复，强调对城市内湿地、森林、草地等自然生态环境的注重。为了实现最优化，必须进行合理的用地布局，保留和优化绿地、公园、自然景观，从而提高城市的整体生态质量。与此同时，通过合理的城市布局、建筑设计和交通规划，可以有效减少能源消耗和资源浪费，推动城市朝着更为可持续的方向发展。在交通方面，鼓励步行、自行车和公共交通的发展，以减少汽车对城市环境的污染，为城市创造更为健康和清洁的交通环境。另外，引导城市经济朝绿色、低碳、循环经济方向发展，是实现城市生态最优化的重要途径。

第二是生物多样性原则。这一原则强调城市生态系统与动态平衡和生物多样性之间的正相关关系。提升物种多样性有助于增强生态系统的抗干扰能力。城市的生物多样性表现在基因、物种和生态系统的分异上，这直接反映了城市自然生态环境的结构和功能。城市的生物多样性不仅是城市居民生态环境的基础，同时也影响社会和自然环境之间复杂的相互关系。因此，在城市规划中，应该全面考虑城市的文脉、历史和文化，为保护城市生物多样性提供支持。

第三是城市的成长性原则。城市的发展是一个动态的过程，因此城市规划应该为未来留下足够的发展空间。成长性原则基于群落生长和演替规律，要求城市规划应根据城市的"生命"历史和特征进行制定。在此过程中，城市规划需要注重邻里和社区的发展，以促进社区的可持续发展。综合考虑城市的文脉、历史和文化是保障城市发展与生态平衡相一致的关键。成长性原则的重点在于灵活性，以适应变化的需求和环境条件。

生态承载力原则是规划城市生态的关键原则之一。城市发展存在着生态极限，因此城市规划需要科学估算生态系统的承载能力。通过运用技术、经济和社会等手段，可以提高城市生态系统的承载能力。为了确保城市不超过生态系统的负荷，需要控制城市人口的总数、密度和构成。此外，增加绿地和污水处理厂，提高城市的环境自净和人工净化能力也是至关重要的。最终，制定可持续城市规划，确保城市发展在生态承载力范围内，是实现生态承载力原则的必要手段。

综上，这四个原则共同构成了一个综合的城市生态规划框架，为城市的可持续发展提供了科学的指导。

三、城市生态系统服务的四个焦点

1. 气候调节

城市绿色空间通过树冠遮阴，水分蒸发，降低表面辐射系数以及增加空气湿度使其有助于调节白天和夜间的极端温度。城市气候正在以超越人们预期的速度变迁，促使城市生态系统的气候调节作用变得越来越重要。研究人员展开了一系列城市绿色空间蒸腾和遮阴降温潜能的测量研究。通过对具有代表性的城市公园中有树荫和无树荫地方的气温和其他气候要素的长期测量，利用城市树地理信息数据图层，可以对更大城区甚至整个城市中的城市公园树荫的潜在降温能力进行推测。通过利用区域地理信息地图对热点区和重要位置区的鉴别，对需要气候调节的区域进行判定。根据城市热岛概念，以基于影像的地理信息方法对城市化高度密集及温度升高地区进行追踪，追踪到的地区将是生态系统服务供给的主要区域。

2. 生物多样性

生物多样性在城市环境中的保护也是城市绿色空间的一项重要功能。作为城市动植物主要栖息地，绿色空间对于维护城市生物多样性至关重要。然而，由于城市空间有限，各种自然要素和程度不同的干扰易发生。为了研究生态系统服务中的生物多样性，可以采用测量场地设备、结构观测和绘图等方法，以全面了解城市绿色空间对生物多样性的影响，进而制定相应的保护和管理策略。

3. 自然体验

城市绿色空间作为自然体验的场所，为居民提供了亲近自然的机会。通过人工设计和种植的植被，绿色空间成为城市居民最常接触和体验的自然元素之一。这种自然体验不仅满足了人们对自然环境的向往，而且有助于缓解城市生活带来的压力。绿色空间的景观设计、植物选择以及公共设施的设置，都能够影响居民在其中的自然体验质量。

4. 休闲娱乐

城市的公共绿色空间也在满足人们休闲娱乐需求方面发挥了关键作用。作为自然休闲的公共社会空间，绿色空间为居民提供了放松心情、锻炼身体的理想场所。休闲娱乐服务是生态系统服务中受到频繁调研的一项，市民对于这方面的需求也变得日益明确。通过在公共绿色空间内设置多样化的娱乐设施，如步行道、运动场、休息区等，可以更好地满足不同人群的休闲娱乐需求。这对于提高城市居民的生活质量、促进社交互动以及提升城市文化氛围都具有积极作用。

参考文献

［1］ HAALAND C, VAN DEN BOSCH C K. Challenges and strategies for urban green-space planning in cities undergoing densification: A review［J］. Urban Forestry & Urban Greening, 2015, 14（4）: 760-771.

［2］ DADVAND P, DE NAZELLE A, FIGUERAS F, et al. Green space, health inequality and pregnancy［J］. Environment International, 2012, 40: 110-115.

［3］ TAMOSIUNAS A, GRAZULEVICIENE R, LUKSIENE D, et al. Accessibility and use of urban green spaces, and cardiovascular health: findings from a Kaunas cohort study ［J］. Environmental Health, 2014, 13（1）: 20.

［4］ MITCHELL R J, RICHARDSON E A, SHORTT N K, et al. Neighborhood Environments and Socioeconomic Inequalities in Mental Well-Being［J］. American Journal of Preventive Medicine, 2015, 49（1）: 80-84.

［5］ MAAS J. Green space, urbanity, and health: how strong is the relation?［J］. Journal of Epidemiology & Community Health, 2006, 60（7）: 587-592.

［6］ 董玉萍, 刘合林, 齐君. 城市绿地与居民健康关系研究进展［J］. 国际城市规划, 2020, 35（5）: 70-79.

［7］ PICAVET H S J, MILDER I, KRUIZE H, et al. Greener living environment healthier people?［J］. Preventive Medicine, 2016, 89: 7-14.

［8］ AKPINAR A. How is quality of urban green spaces associated with physical activity and health?［J］. Urban Forestry & Urban Greening, 2016, 16: 76-83.

［9］ VAN DEN BERG M, VAN POPPEL M, SMITH G, et al. Does time spent on visits to green space mediate the associations between the level of residential greenness and mental health?[J]. Urban Forestry & Urban Greening, 2017, 25: 94–102.

[10] GUPTA K, KUMAR P, PATHAN S K, et al. Urban Neighborhood Green Index – A measure of green spaces in urban areas[J]. Landscape and Urban Planning, 2012, 105 (3): 325–335.

[11] HEGETSCHWEILER K T, DE VRIES S, ARNBERGER A, et al. Linking demand and supply factors in identifying cultural ecosystem services of urban green infrastructures: A review of European studies[J]. Urban Forestry & Urban Greening, 2017, 21: 48–59.

[12] SCHIPPERIJN J, BENTSEN P, TROELSEN J, et al. Associations between physical activity and characteristics of urban green space [J]. Urban Forestry & Urban Greening, 2013, 12(1): 109–116.

[13] WOLCH J R, BYRNE J, NEWELL J P. Urban green space, public health, and environmental justice: The challenge of making cities 'just green enough' [J]. Landscape and Urban Planning, 2014, 125: 234–244.

[14] WU Z, CHEN R, MEADOWS M E, et al. Changing urban green spaces in Shanghai: trends, drivers and policy implications[J]. Land Use Policy, 2019, 87: 104080.

[15] MAO QIZHENG, MA KEMING, WU JIANGUO, et al. An overview of advances in distributional pattern of urban biodiversity [J]. Acta Ecologica Sinica, 2013, 33(4): 1051–1064.

[16] CHEN W, WANG G, ZENG J. Impact of urbanization on ecosystem health in Chinese urban agglomerations [J]. Environmental Impact Assessment Review, 2023, 98: 106964.

[17] CHIESURA A. The role of urban parks for the sustainable city [J]. Landscape and Urban Planning, 2004, 68(1): 129–138.

[18] BOWLER D E, BUYUNG-ALI L, KNIGHT T M, et al. Urban greening to cool towns and cities: A systematic review of the empirical evidence [J]. Landscape and Urban Planning, 2010, 97(3): 147–155.

心理健康与城市应对策略

　　城市化最值得注意的问题之一是心理健康和福祉，因为城市生活被认为是导致心理健康下降的环境风险因素。一部分学者认为，城市中的生活压力会通过密集的建筑空间、多样的社会经济互动等方式影响人们的心理健康，尽管并没有为城市对心理的影响做定性的结论，而担忧者们认为，城市在精神上是抑制性的，会给居民带来精神疲劳、较低的主观幸福感。那么城市化对人们心理健康的影响是好是坏？如果是不良的，那在城市治理方面如何应对心理健康问题呢？

　　心理健康问题中最常见的便是抑郁症。人们普遍认为城市与抑郁症风险增加有关，但不同城市的抑郁症风险竟如何变化？有研究揭示了邻里人口密度与抑郁症住院治疗案例数呈正比关系。但随着后续研究的深入，由于呈现形式、测量方式、城市定义与心理健康关注点的不同，目前关于主观幸福感与城市联系的研究还是较为混乱，且存在自相矛盾之处。最近美国国家科学院院刊（PNAS）上的一项研究依据美国城市居民的抑郁现象建立了一个系统的研究框架，探究不同的城市化水平如何通过不同的指标对心理健康产生影响，结果表明，抑郁症患病率随着城市规模的增加而下降（图 5-1）。尽管

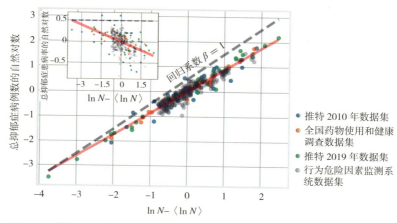

图 5-1　抑郁症病例与城市规模呈亚线性关系

越来越多的城市化貌似会有利于抑郁症健康问题的缓解，但是仍然有诸多复杂而有趣的现象。这些发现挑战着我们对城市环境与心理健康关系的认知。

第一节　城市压力与心理健康问题

一、城市压力的来源

城市生活的便利性和多样性吸引了人们，但随之而来的是城市的高压环境。生活在城市中的人们日益繁忙，承受着的压力的来源也愈发复杂。

1. 高竞争压力

城市生活必然面临激烈的竞争，无论是就业机会还是社会地位。职业竞争是城市生活中最为普遍的竞争形式之一。在城市中，往往有更多的人追求有限的职业机会和资源，这就会导致职业压力和焦虑。人们需要面对激烈的竞争，需要不断提升自己的能力和技能，以获得更好的职业机会和更高的职业地位。

经济竞争也是城市生活中不可忽视的压力来源。城市的生活成本往往较高，包括房价、物价等。人们需要面对经济压力，需要在有限的收入下维持自己的生活，还需要为未来的生活做出规划和储备。这种经济压力不仅会影响个人的生活质量，还可能导致心理健康问题。

社会地位竞争是城市生活中另一个重要的压力来源。在城市中，人们往往更加注重自身的社会地位和形象。这种竞争不仅涉及职业和经济方面，还涉及人们的文化素质、品位和社交能力等方面。人们需要面对这种竞争压力，需要不断提升自己的素质和能力，以获得更高的社会地位和更好的形象。人们不仅需要面对职业上的竞争，还需要面对高房价、物价上涨等经济压力。这种压力可以激发人们的积极性和创造力，但过度的竞争压力可能会导致人们感到焦虑、紧张和失落，对心理健康和生活质量产生负面影响。

2. 社交隔离

虽然城市人口众多，但社交隔离是城市生活中的常见问题。现代社会的快节奏生活和工作压力使得人们往往忽略了真实的社交需求，过度沉迷于虚拟社交世界。这种现象在城市中尤为明显，因为城市的生活和工作节奏更快，人们往往没有足够的时间和精力去参与真实的社交活动。其次，社会人际关系的复杂性和竞争性也导致了有些人在社交中产生心理隔阂。

　　城市中的人们往往需要面对更多的社交挑战，包括建立新的人际关系、处理复杂的人际关系和维持已有的社交网络。这些挑战可能会使人们感到压力和焦虑，从而导致社交隔离。此外，像新冠疫情这样的突发事件也导致了社交活动的限制，加剧了社交隔离的程度。疫情期间，人们需要遵守各种防疫措施，如佩戴口罩、保持社交距离等，这些措施可能会导致人们感到孤独和无助，从而加剧了社交隔离的感觉。人们在拥挤的生活中可能会感到孤独、缺乏亲密关系和支持系统。

3. 城市噪声和空气污染

　　城市伴随通常伴随着高噪声水平和空气污染，这对人们的身体和心理健康都有害。城市噪声主要来源于建筑施工、交通运输、工业生产及日常生活等。这种噪声可能会对居民的工作、学习和休息产生干扰，严重的还会危害人体的健康，引起疾病和噪声性耳聋。有学者则利用移动传感技术获得的高时间分辨率个人数据，研究了实时噪声暴露的多个声学特征对人们瞬时噪声烦恼的复杂影响，以及这些影响随活动环境和时间的变化，如图 5-2 所示，声级和声增量呈现出显著的正相关。城市的空气污染会导致呼吸系统疾病，水污染可能会导致消化系统疾病。

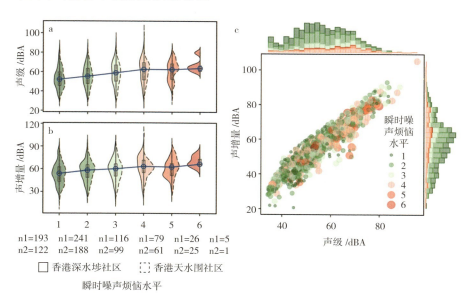

图 5-2　声级、声增量和瞬时噪声烦恼的三元关系

（n1=193 代表深水埗社区中瞬时噪声烦恼水平为 1 的样本量，n1=241 代表深水埗社区中瞬时噪声烦恼水平为 2 的样本量，n2=122 代表天水围社区中瞬时噪声烦恼水平为 1 的样本量，以此类推。）

二、城市压力来源对心理健康造成的危害

城市噪声和空气污染除了会对居民的身体健康产生负面影响，还会对居民的心理产生影响，导致其感到烦躁、焦虑和压力等负面情绪，这可能给人们造成以下危害：

1. 抑郁症和焦虑症

城市生活中的压力因素通常与抑郁症和焦虑症的发病率增加相关。高竞争、社会隔离、噪声和污染等因素可能导致人们无法缓解焦虑症和抑郁症。研究表明，城市居民更容易患上抑郁症。现代城市生活节奏越来越快，人们工作时间普遍增加，城市居民的压力与心理健康问题日益严重，已经到了不可忽视的地步。九个欧洲国家和美国的统计数据显示，城市地区抑郁症的患病率比农村地区高39%。与出生在农村地区的人相比，出生在城市地区的人患抑郁症的风险要高27%。但是实际上各地对城市化与心理健康问题之间的关系的认知却存在着一些差异。美国的一项研究表明，人口规模较大的城市抑郁症发生率较低，原因是这些城市的社会经济网络更加密集，这也同时符合上述的研究。然而对北欧国家人口的其他研究发现，与出生在人口稀少地区的人相比，人口稠密地区的抑郁症相关住院率更高，而且出生在首都的人的住院率也更高。迄今为止，人口密度、城市规模和抑郁风险之间的关系仍然存在争议，这表明单纯的人口密度本身或许不足以解释抑郁风险的变异性。

因此，有学者进而又提出从三维（3D）城市形态的影响出发去探究影响抑郁症发病的因素。通过使用卫星图像和机器学习来量化三维城市形态（建筑密度和高度），结合卫星得出的城市形态数据和个人层面的数据，进行了病例对照研究，检验了3D城市形态与丹麦人口抑郁症之间的关联。结果发现，居住在密集的市中心地区并没有最高的抑郁风险。相反，在调整了社会经济因素后，风险最高的是蔓延的郊区，最低的是附近有开放空间的多层建筑。城市中抑郁症的产生与多种因素有关，这需要科学界做出更多的研究。图5-3是该研究使用平面和高度两个维度界定的六种3D城市建筑形态。

2. 生活质量下降

城市生活中的心理健康问题可能导致生活质量下降。人们可能会感到劳累、不快乐，无法充分享受生活。例如对于成年男性，在某种机制影响下，

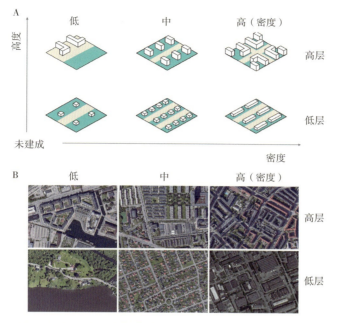

图 5-3 六种 3D 城市建筑形态

早期生活的城市化可能会影响大脑结构，从而增加患精神分裂症的风险。也就是说，早期生活的城市化可能会影响大脑结构，从而增加患精神分裂症的风险。另外，并非单纯的城市化等级与居民心理健康有关，而是邻里社会经济因素（社会经济地位低，更多的社会保障受益人和更多的移民），物理因素（高水平的交通噪声）和社会因素（较低的社会凝聚力和较低的安全性）与抑郁症和焦虑症的存在有关。这些邻里特征中的大多数也与抑郁和焦虑症状严重程度的增加有所关联。

第二节 公共空间设计对心理福祉的影响

公共空间作为专业术语引入城市研究领域源于芒福德、雅各布斯等人对现代主义所推崇的功能至上原则的批判，呼吁关注物质空间背后的社会、政治、经济和文化意义。目前人们对于公共性的理解有很多不同的切入点，并建立了不同的评估模型。有必要进一步说明的是公共开放空间（public open spaces，POS），它是城市设计中一个重要而必要的组成部分。

设计合理、功能完善的公共开放空间为人们提供了各种社会、经济、环境、身体和心理方面的益处。城市公共开放空间的设计在提高居民生活质量和促进宜居性方面发挥着重要作用。例如有学者做研究制定了多哈的氧气公园设计指南，可概括如下：①应引进不同类型的植被和树木；②水景环境效益，应采取多种形式；③应设有照明和安全元件；④整个空间应配备足够的家具；⑤标牌应清晰易读且分布均匀。通过研究发现，所有 POS 都可以提升用户的舒适度和幸福感。

城市公共空间作为城市结构体系的重要组成部分，影响并支配着其他的城市空间。它使城市空间得以贯通与整合，维持并加强城市空间的整体性与连续性，因此作为个体存在的城市公共空间具有提供公共活动场所、有机组织城市空间和人的行为、构成城市景观、改善交通、维持改善生态环境以及诱导城市有序发展、保留备用地等多种功能。

城市公共空间按照自然和人工性质可分为自然空间要素和人工空间要素。按照功能可划为居住型公共空间、工作型公共空间、交通型公共空间和游憩型公共空间。

在广泛的城市公共空间的设计中，尤其应关注其对居民心理福祉的影响。伴随着生活方式的改变，生态资源的稀缺，现代的公共空间设计对绿色空间的追求，对历史、人性化的关注日益增强。大量观察性研究表明，生活在绿色城市地区也与更好的健康和福祉结果相关。但同时也要注意其他社会因素如城市的公平程度的影响。如图 5-4 所示，在社会公平意识较差的城市中，增加绿色可能无助于缓解抑郁。相比之下，在社会公平感较强的城市中，归一化植被指数（NDVI）在缓解抑郁症方面的作用可能显著。

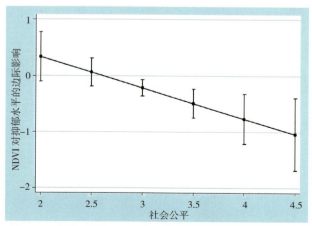

图 5-4　NDVI 对不同社会公平水平城市（95% 置信区间）抑郁水平的影响

除了现实的公共空间会影响人们的心理健康，虚拟空间同样也存在着某种关联。这意味着在公共空间增添更多的自然因素，即使在虚拟环境中也会有利于人们的认知能力和心理健康。一系列研究表明，接触真实和虚拟都自然会产生积极影响。虚拟现实（VR）办公环境中虚拟植物存在的情况下，人们在短期记忆和创造力任务中的表现明显更好，并且有着更高的心理健康得分，包括积极的影响和专心的应对，同时在VR中接触虚拟植物后的愤怒和攻击感也变低。由此可见，在进行未来的虚拟工作环境的设计时应当充分考虑自然因素。图5-5为想象中的添加了虚拟植物的虚拟现实办公环境。

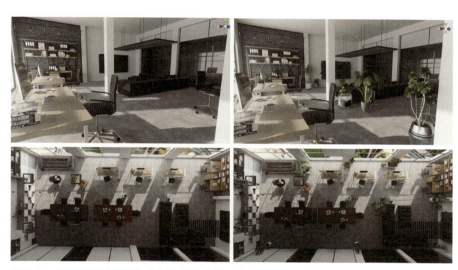

图5-5　某研究设计的添加虚拟植物的虚拟现实办公环境

第三节　社区支持网络与心理健康资源

新冠疫情期间，有许多居民或长时间地被迫居家隔离，受其封闭因素的影响，产生了许多不良心理影响，老年人甚至出现更为严重的心理和情绪压力。如图5-6所示的研究结果印证了这一说法。作为城市基本组成单元的社区迫切面临着为居民提供充足且优质的心理健康服务。然而，由于社区内人口众多且群体差异显著，平衡整个社区的心理健康并服务好每一个群体变得至关重要。

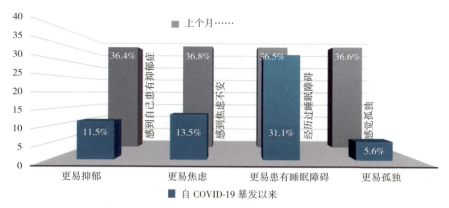

图 5-6　COVID-19 暴发后社区封闭时匈牙利老年人精神问题的发生率和恶化情况

社区心理健康服务则是在心理健康服务体系的基础上将地域限制在了社区，主要指在社区服务工作中，运用心理科学理论和原则，采取一定的措施，维护和促进居民心理健康的过程保持与促进人们心理健康。城市社区心理健康服务就是要运用心理科学的理论和方法促进居民的心理健康，即通过提升城市居民的心理健康意识，培养居民的健康心理素质，达到预防和干预各种心理问题、促进社区居民的心理发展的服务宗旨。

社区在物理和社会特征上可能成为心理压力的源头。物质方面，社区的空置或废弃建筑、垃圾、涂鸦以及一般的物理腐烂可能会给居民传递出不安全或不理想的居住环境的视觉信号，加剧了居民对社区环境的压力感。但相反地，社区也提供了社会联系的机会，有助于缓解压力。

在个人层面，居民若要更广泛地融入社区中，有多种方式，如志愿活动、社交团体参与、支持社区项目和社交互动等。这些活动有助于个体与社区建立紧密联系，提高社交支持水平。积极参与社区活动可减轻焦虑和抑郁，增强自尊心和自信心，降低社交孤立感，同时建立支持网络，增加社交互动，提高生活满意度。

另外，居民参与社区事务对于心理健康又有多项益处：

1. 增强社交支持

社区参与有助于建立强大的社交支持系统。通过参与社区活动，个体可以结识新朋友，加入社交团体，找到志同道合的人，共同分享兴趣爱好，这对于应对生活中的挑战和压力至关重要。

2. 提高自尊心和自信心

积极参与社区活动可以增强自尊心和自信心。个体在社区中的贡献和被认可感，有助于提高自我认同感，降低抑郁情绪，提高心理健康水平。

3. 降低社交孤立感

社区参与还有助于降低社交孤立感。特别是对于那些可能面临孤独和孤立风险的个体，积极参与社区活动可以提供一个社交支持网络，减少孤独感和焦虑。

目前我国社区主要通过提供心理健康服务来保障居民心理健康。所谓社区心理健康服务，是指依托社区，在社区服务工作中运用心理科学理论，组织社区居民通过谈心交流、社会交往、文体娱乐等活动，促进居民精神心理健康。通过心理卫生和精神卫生培育，引导人们正确处理生活工作关系；正确应对事业及生活压力；正确处理个人与他人、个体与群体等关系，从而达到预防或治疗居民身心两方面疾病的目的。

但是现在绝大部分地区的心理健康服务仍然存在着突出的短板：

（1）制度层面。缺乏刚性的制度规范，使得社区心理健康服务难以有效开展。缺失的制度规划设计是阻碍社区精神心理健康服务建设的重要因素。

（2）经费层面。经费是制约社区精神心理健康服务事业发展的又一个短板。必要的投入，是做好任何工作的前提。

（3）人才层面。目前我国的社区精神卫生、心理健康服务明显不足且结构失衡。据国家卫健委 2019 年数据，我国精神科执业医师 40 435 人，心理治疗师 5 000 余人。每 10 万人口执业精神科医生数 2.9 名，远低于全球 3.9 名平均数。精神健康公共服务还存在城乡、区域供给不均衡。图 5-7 和图 5-8 展示了我国各省的医疗资源可达性的不均衡与巨大缺口。

（4）居民参与层面。现实中，一是不少人迫切地需要精神心理服务；二是还有不少人对精神心理疾患认识不清，存在偏见与误解，讳疾忌医，羞于示人；三是社区缺乏便捷的精神心理治疗渠道。这造成很多有心理服务需求的人对社区精神心理服务的接受度不高，参与社区心理服务的积极性不高，也影响了社区内精神心理健康服务工作的推广。

补上短板，满足群众需求，是社区治理中必须面对的课题。整合社会资源，构建完整的社区精神心理健康服务体系；加强舆论引导，提高国民认知，树立身心健康新理念。要养成居民良好的精神心理素质，营造积极社会心态，引导人们理性思考社会现象；准确把握需求，搞好效果评估。

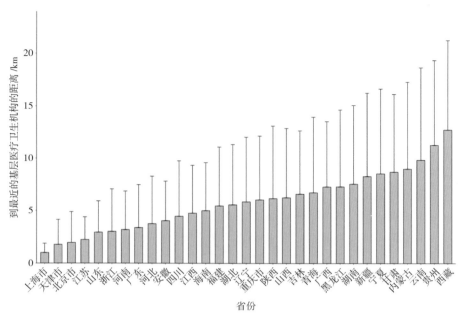

图 5-7 各省和直辖市的社区到最近的基层医疗卫生机构的平均距离

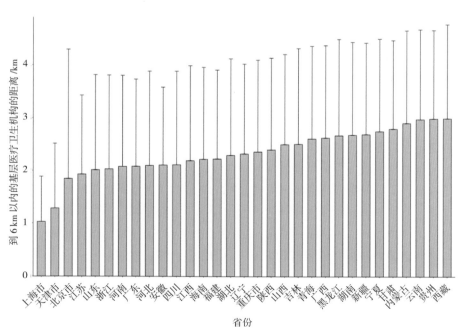

图 5-8 各省和直辖市的社区到 6km 以内的基层医疗卫生机构的平均距离

如今，社区精神心理健康服务已经成为社区发展与建设中不可忽视的重要内容，成为社区治理中不可或缺的重要抓手，也是实施健康中国战略、构建和谐社会的重要举措。构建完善的精神心理健康服务体系，对社会长治久安、百姓安居乐业具有长远意义。

第四节　应对城市孤独和社交隔离的策略

社交孤立（social isolation）或社交隔离、社会孤立、社会隔离，指的是人与社会之间完全或接近完全缺乏联系的状态。社交孤立与孤独感不同，孤独只是人的一种短暂性的缺乏连接。社交孤立可能发生在任何年龄的个体上，不过不同年龄族群可能有不同的症状。

社交孤立会带来一系列危害，包括孤独感、对人的恐惧或失去自尊心。缺乏持续的人际接触也可能导致社交孤立者与偶尔交谈的朋友发生冲突，或导致家庭成员之间出现问题。社交孤立也可能成为促成自杀行为的因素，很多研究指出，相较于有着稳固社交联系的人，更容易自杀的是那些经历更多社交孤立的个体。另外有证据表明，随着社交隔离程度的增加，发生心力衰竭的风险逐渐增加。

社交孤立有可能是暂时的期间性的状态，或是终其一生不断发生的循环，这两种情况下的特征皆是相似的。社交孤立的所有形态包括长期地待在家中，且没有与家人、熟人或朋友联系，或是在有机会与人接触时故意避免任何与人的接触。图5-9展现了一些前沿的研究成果：首先，社会孤立和孤独感都以剂量依赖性方式增加了15%～20%的心力衰竭风险；其次，社会孤立和孤独感对心衰风险有显著的交互作用。

在应对孤独与隔离的社会危机方面，学者们提出了"社会恢复性城市主义"（socially restorative urbanism）概念，力求通过场所营造实践，在设计中创造平等的社会空间，形成体验性景观，以应对社会原子化问题。另外，凯文等学者用一连串渐进式的观点来追溯城市心理问题的起源，试图为城市设计找到新的工作对象与框架。他的研究团队探索了群体规模、面对面互动、自然特征、移动性和城市响应能力等设计要素，认为这些工作场所重新界定了社会恢复空间实践的目标。另有学者在恢复性城市主义思潮中构想出社会恢复性城市设计模型（图5-10），提出减小组团规模、场所营造、自然恢复、构建步行系统、打造交互型城市5种规划策略，将规划视作赋

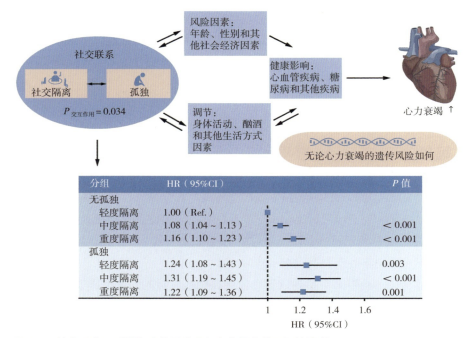

图 5-9 社交隔离、孤独和遗传风险同心力衰竭事件之间的关联
（资料来源：Liang YY, et al. J Am Coll Cardiol HF. 2023, 11（3）：334-344.）

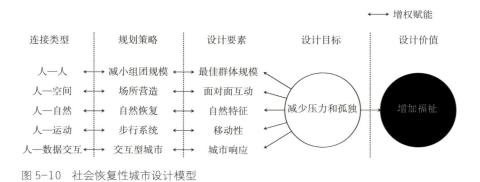

图 5-10 社会恢复性城市设计模型

权的技术与工具，以实现人与人、人与空间、人与自然、人与运动及人与数据的连接。

除了城市公共开放空间的设计能有效应对居民的孤独和社交隔离问题外，还可以从建造沉浸式娱乐场所、开展数字文娱活动等方面着手。

1. 沉浸式娱乐场所

沉浸式娱乐近年来成为娱乐新宠，深受青少年群体热捧。这种娱乐形式强调即时互动，是一种重体验、参与性强的新型娱乐形式。观众可以调动所有感官全方位体验，和产品或者服务互动，变成内容的一部分。参与娱乐的人完全沉浸其中并获得全身心投入的感受。区别于 VR 的虚拟空间，沉浸式娱乐是把虚拟世界搬到实景体验中，把实体空间重新塑造，打破了表现形式和观众之间的界限，让观众走进演出场景和展览中，并与其中的布景产生互动，让观众参与到创作中，进而获得沉浸式娱乐体验。

有关调查发现，对新型娱乐方式和传统娱乐方式都喜欢的青少年占比最高（43.4%），更喜欢剧本杀、密室、桌游等新型娱乐方式的青少年占12.8%，显示出沉浸式娱乐方式对青少年的强大吸引力。然而，值得注意的是，监管沉浸式娱乐的趋势也需得到重视。上海市文化和旅游局率先迈出了监管的第一步，于 2022 年 1 月出台《上海市密室剧本杀内容管理暂行规定》，要求"经营单位应当建立健全未成年人保护机制，注重保护未成年人身心健康。对不适宜未成年人参与的密室剧本杀活动，经营单位应当在显著位置或活动前予以提示，并不得允许未成年人进入"。

2. 数字文娱活动

数字文娱活动其中一个重要组成部分就是虚拟社交，随着元宇宙概念的不断发展，元宇宙社交作为一种新型的社交方式有着巨大的潜力。在 2022 卡塔尔世界杯期间，基于虚拟现实（VR）平台的虚拟社交平台为那些因隔离在家而无法出户的人们提供了一个便捷的观影及交流的平台。PICO 就是其中一个显著代表，其虚拟影院提供影院级别的大屏幕，用户以虚拟形象身份自由移动场所，并选择观影位置，与身边的好友进行交流。随着这种新型的互动体验不断扩展，新型社交方式让参与者更深入地体验数字娱乐的魅力，拓展社交圈子，结交更多的朋友。

数字文娱活动在积极应对疫情方面也发挥了重要作用。为应对疫情影响，许多线下文娱企业纷纷使用"区物大智云"、5G 等新一代信息技术，拓展数字文娱领域。例如，中国国家博物馆、陕西历史博物馆、南京博物院等，相继推出了"云展览"参观模式。观众可通过电脑和移动端，在线进行文物鉴赏、档案查询、历史探索、文化学习等内容功能。同时，疫情期间，大量景区也进一步深耕"云游览"模式。例如，宁夏推出"全域宁夏"线上旅游专题，通过 VR 影音展示了银川、石嘴山、中卫、固原、吴忠等地景区资料。

此外，旅游景区也借助线上直播平台，打造"旅游＋直播"的营销模式。例如，泰山景区实况播出泰山日出、云海、落日及春花、冬雪等景象，多时空、多视角地展现泰山景色。综艺节目方面，云录制成为新的录制方式。

参考文献

［1］ BLAZER D, GEORGE L K, LANDERMAN R, et al. Psychiatric disorders: a rural/urban comparison［J］. Arch Gen Psychiatry, 1985, 42（7）: 651–656.

［2］ LECIC-TOSEVSKI D. Is urban living good for mental health?［J］. Current Opinion in Psychiatry, 2019, 32（3）: 204–209.

［3］ STIER A J, SCHERTZ K E, RIM N W, et al. Evidence and theory for lower rates of depression in larger US urban areas［J］. Proc Natl Acad Sci USA, 2021, 118（31）: e2022472118.

［4］ CAI J, KWAN M-P, KAN Z, et al. Perceiving noise in daily life: How real-time sound characteristics affect personal momentary noise annoyance in various activity microenvironments and times of day［J］. Health & Place, 2023, 83: 103053.

［5］ PEEN J, SCHOEVERS R A, BEEKMAN A T, et al. The current status of urban-rural differences in psychiatric disorders［J］. Acta Psychiatr Scand, 2010, 121（2）: 84–93.

［6］ VASSOS E, AGERBO E, MORS O, et al. Urban-rural differences in incidence rates of psychiatric disorders in Denmark［J］. Br J Psychiatry, 2016, 208（5）: 435–440.

［7］ SUNDQUIST K, FRANK G, SUNDQUIST J. Urbanisation and incidence of psychosis and depression: follow-up study of 4.4 million women and men in Sweden［J］. The British Journal of Psychiatry, 2004, 184（4）: 293–298.

［8］ CHEN T-H K, HORSDAL H T, SAMUELSSON K, et al. Higher depression risks in medium– than in high-density urban form across Denmark［J］. Sci Adv, 2023, 9（21）: eadf3760.

［9］ HADDAD L, SCHäFER A, STREIT F, et al. Brain structure correlates of urban upbringing, an environmental risk factor for schizophrenia［J］. Schizophr Bull, 2015, 41（1）: 115–122.

［10］ GENERAAL E, TIMMERMANS E J, DEKKERS J E C, et al. Not urbanization level but socioeconomic, physical and social neighbourhood characteristics are associated with presence and severity of depressive and anxiety disorders［J］. Psychol Med, 2019, 49（1）: 149–161.

［11］ Nadal L M. Discourses of urban public space, United States of America, 1960–1995: a historical critique［D］. Columbia University, 2000.

［12］ AL-FADALA E, FADLI F. Toward sustainable public open spaces for promoting human comfort, health and well-being: the case of oxygen park in Doha, Qatar［C］// Proceedings of The International Conference on Civil Infrastructure and Construction,

2020. Doha: Qatar University Press, 2020.

［13］ZHU W, WANG J, QIN B. The relationship between urban greenness and mental health：a national-level study of China［J］. Landscape and Urban Planning, 2023, 238: 104830.

［14］MOSTAJERAN F, STEINICKE F, REINHART S, et al. Adding virtual plants leads to higher cognitive performance and psychological well-being in virtual reality［J］. Scientific Reports, 2023, 13（1）: 8053.

［15］Győri Á. The impact of social-relationship patterns on worsening mental health among the elderly during the COVID-19 pandemic: Evidence from Hungary［J］. SSM-Population Health, 2023, 21: 101346.

［16］JIA P, WANG Y, YANG M, et al. Inequalities of spatial primary healthcare accessibility in China［J］. Social Science & Medicine, 2022, 314: 115458.

［17］LIANG Y Y, CHEN Y, FENG H, et al. Association of social isolation and loneliness with incident heart failure in a population-based cohort study［J］. JACC: Heart Failure, 2023, 11（3）: 334–344.

［18］THWAITES K, MATHERS A, SIMKINS I. Socially restorative urbanism: the theory, process and practice of experiemics［M］. London: Routledge, 2013.

［19］BENNETT K, GUALTIERI T, KAZMIERCZYK B. Undoing solitary urban design: a review of risk factors and mental health outcomes associated with living in social isolation［J］. Journal of urban design and mental health, 2018, 1（4）: 1–7.

［20］XU L, YAN Y. Restorative spatial planning practice in response to isolation, segregation, and inequality［J］. Landscape Architecture Frontiers, 2019, 7: 24.

［21］孙宏艳. 青少年接触密室逃脱、剧本杀的现状及对策［J］. 中国校外教育, 2022（3）: 38–52.

第六章 教育、培训与健康意识

健康城市的营造并非某一单一的技术指标改善，或者某一单一的技术体系进步，而是注重其整体性，使人居生态环境、社会环境达到和谐统一，实现从生理到精神上的健康。因此，除了自上而下式的政策主导，在个人层面，单独个体乃至整个群体的健康意识同样十分重要。通过培育城市居民的健康意识，有助于打造一个天、地、人和谐统一的健康世界。因此，健康城市能从人的真实感受出发，从人的幸福感出发，把所有物理指标跟人的感受实实在在地挂起钩来。

第一节　城市居民的健康教育

一、健康教育的基本概念和目标

健康教育被认为是提高健康素养的重要途径，它是指有计划、有组织、有系统地开展社会教育活动，使人们自觉采取有益健康的行为和生活方式，消除或减少危害其健康的因素，预防疾病，改善健康状况，提高生活质量。健康教育作为构建健康城市的重要组成部分，通过增强城市居民的健康意识和技能，改善他们的健康行为，进而促进全体社会成员的健康水平提升。在推动城市健康发展中，健康教育的地位和作用日益凸显。监测结果显示，2021 年全国城市居民健康素养水平为 30.70%，农村居民为 22.02%，较 2020 年分别增长 2.62 和 2.00 个百分点。

健康教育的目标在于针对城市的健康问题，通过教育、传播和行为干预，提高城市居民的健康知识水平，增强健康相关行为的形成与维护能力，预防疾病的发生，促进城市健康、和谐、可持续发展。

二、健康教育的方法与策略

　　健康教育的方法包括课堂教育、社区活动、媒体宣传、健康热线等多种形式。其中，课堂教育是最为传统和常见的方法之一，通过教师授课、讲座等形式传授健康知识和技能；社区活动则通过组织各类健康主题活动，让居民在参与中学习健康知识；媒体宣传则是利用报纸、电视、广播、网络等媒体传播健康信息；健康热线则是为居民提供专业的健康咨询和指导服务。2017 年起，上海市徐汇区对传统的"学校健康教育课"进行改革，设计开发了"健康小记者"系列健康教育课程。2018 年，徐汇区选取辖区内 2 所小学开展试点，引导学生们在阅读和撰写健康科普文章的过程中，提升健康素养水平。这些方法各有优劣，应根据具体情况进行选择和搭配。

　　心血管疾病是世界上导致死亡和残疾的主要原因，而这主要是因为许多相关的风险因素被个人行为所控制或影响。早期以儿童健康促进为重点的持续多层次教育计划可能代表着健康教育的未来。有关儿童和青少年的心血管疾病可变风险因素包括吸烟、肥胖、缺乏身体活动、不健康的饮食、胆固醇异常、血压升高和血糖升高。图 6-1 展现了美国儿童和青少年的心血管疾病流行率与各种可变风险因素之间的关联。

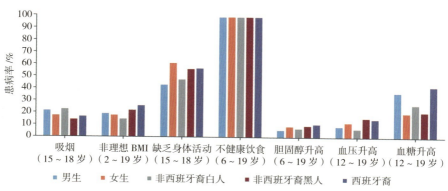

图 6-1　美国儿童和青少年心血管疾病可变风险因素的流行率（按性别和种族分列）

　　早在 1998 年，法国国民教育部就定义健康教育为新的国家方向，旨在加强学校在这一领域的作用，并使这些做法更加普遍。法国国民教育部为每门课程和每个学科都描述了其健康教育目标：健康知识和控制身体相关技能、性行为相关的技能、环境和社会生活。同时，它指定了个人和人际关系的发展技能必须在每个学生的学校生涯中体现：自我形象、自主性和个人主动性、与他人的关系处理、批判性思维和责任。这些新规的新颖之处在于，它们将健康教育固定在多个学科领域（特别是公民、生命科学、地球科学、物理学和体育），而不再只是生物学。

三、健康教育的实施途径与挑战

城市居民健康教育的实施途径主要包括学校、社区、医院、公共场所等。学校是城市居民健康教育的重要场所，通过开设健康课程、组织健康活动等方式对学生进行健康教育。在不健康的生活方式形成并导致心血管疾病之前，儿童时期是开始干预以促进行为改变的绝佳机会，这也体现了学校在健康教育中扮演角色的重要性。社区通过开展各类健康主题活动、组织义诊等形式普及健康知识；医院通过提供健康咨询、健康教育等服务，增强患者的健康意识和技能；公共场所通过设置健康宣传栏、播放健康宣传片等方式传播健康信息。

然而，在实施健康教育的过程中也面临着诸多挑战。例如，教育资源的分配不均、教育内容的针对性不强、教育方法的单一枯燥等问题，都影响着健康教育效果的提升。但从以往实施成果来看，健康教育发挥作用明显（图6-2）。

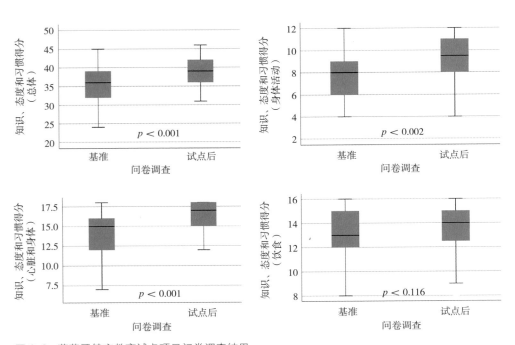

图6-2　葡萄牙健康教育试点项目问卷调查结果

　　或许可以借鉴颇为流行的上海市夜校的模式，除艺术类课程以外，开展一些健康教育课程，将其从学校扩展到社会层面上。实际上，国外早有将学校、家庭和社区联系起来的案例，并且实行已久。社区学校通过三种途径影响社区居民的健康和教育：建立信任、建立规范以及将人们与网络和服务联系起来。社区学校建立在健康与教育之间的多重互惠关系之上，通过以社区学校为基础的健康中心向居民提供营养教育、家庭心理健康咨询、暴力预防和性教育等服务。通过在社区学校和社区卫生计划之间建立更紧密的联系，公共卫生专业人员可以帮助调动强大的新资源，以减少城市的健康和教育不平等现象。

四、健康教育的评估与改进

　　科学地评估是了解城市居民健康教育效果的必要手段。评估的方法包括问卷调查、观察、统计数据等。通过评估结果分析，可以发现教育中存在的问题和不足之处，进而采取有效的措施进行改进。评估与改进是一个不断循环的过程，需要持续进行，以不断提升健康教育工作的质量和效果。

第二节　健康促进的策略与程序

　　健康促进主要是通过行政或者组织手段，广泛动员和协调社会各成员、部门以及社区、家庭、个人，使其各自履行对健康的责任，共同维护和促进健康的一种社会行为和社会战略。健康促进已经成为当前各个国家应对健康问题的首选策略和核心策略。值得注意的是，健康教育与健康促进的联系是十分紧密的：健康教育是健康促进的基础和先导；健康教育在促进行为改变中起重要作用；健康教育激发领导者拓展健康促进的政治意愿，促进群众积极参与，促成健康促进的氛围；离开了健康教育，健康促进就会是无源之水、无本之木。

一、健康促进策略和领域

　　1986 年，世界卫生组织在加拿大渥太华召开了第一届全球健康促进大会。大会上颁布的《渥太华宣言》指出了健康促进的三大工作策略和五大工作领域。三大工作策略指倡导、赋权、协调；五大工作领域包括制定健康的公共政策、创造支持性环境、强化社区行动、发展个人技能、调整卫生服务方向。

1. 三大工作策略

（1）倡导。希望通过对公众和全社会的倡导，达成共识，凝聚各方力量，为促进全社会的健康共同奋斗。根据倡导对象不同，倡导可以分为三个层面：一是面向政府各级决策者的倡导，希望政府决策者推出更多有利于健康的政策；二是对社会各成员部门的倡导，希望社会各成员部门牢固树立"促进公众健康，各社会成员部门有责"社会责任理念；三是面向公众的倡导，使民众能够关注自身的健康，关注健康的问题。

（2）赋权。通俗解释为能力建设，包括两层含义：一是针对社区的能力建设，二是针对个人的能力建设。针对社区能力建设可通过培训、指导和资源支持，增强社区组织的管理和运作能力，以及鼓励和培养社区管理成员的领导力和参与意识，使他们能够引领社区健康促进活动。而在社区居民层面，可通过健康知识的传播和健康技能的培训，让广大人民群众掌握更多的健康知识和健康技能，增强预防疾病和促进健康的能力。目前国家基本公共卫生服务均等化的项目使得各级的基层医务工作者可以直接向辖区内民众提供公共卫生服务，这是社区和居民的能力建设的重要体现。

（3）协调。分两方面：一方面是健康的社会决定因素；另一方面是个体特征和行为因素。前者需要更多的社会部门团结在一起，共同努力来解决健康问题。卫生部门协调社会的相关部门共同参与卫生事业，使社会各界共同为推动全社会健康水平的提高而努力形成良好的社会环境和氛围，促进大众的健康程度越来越高。

2. 五大工作领域

（1）制定健康的公共政策。政策是保障，是开展各项工作的依据。健康促进超越了卫生保健的范畴，各社会成员部门要了解他们的决策对健康的影响并承担健康的责任，要推出更多的有利于健康的决策。

（2）创造支持性环境。健康的影响因素是复杂而相互联系的，人类的健康与其生存的环境密不可分。环境对人的观念、心理和行为有很大影响，与人们的健康密切相关。安全、舒适的学习、工作和生活条件，需要营造人人关注健康的社会环境。

（3）强化社区行动。社区赋权和积极参与是实现健康和可持续发展的基础。强化社区行动就是要明确社区健康问题和健康需求，动员社区群众参与，充分利用社区资源，通过具体、有效的社区行动，提升个人和社区解决自身健康问题的能力。

（4）发展个人技能。通过健康教育、健康技能培训和生活技能培训，支持个人发展，使群众有能力维护自身健康，做出有利于健康的决策。

（5）调整卫生服务方向。坚持预防为主，加大公共卫生投入，加大医疗保障，改变重治疗轻预防的错误观念，大力发展健康服务业。

二、健康促进程序实施

健康促进程序的实施是保证健康城市营造顺利进行的关键环节。具体而言，健康促进程序包括以下几个步骤：

（1）创建健康城市计划。在城市规划阶段，将健康理念融入城市规划设计，制定健康城市计划，明确健康促进的目标和实施方案。

（2）实施健康促进措施。根据健康城市计划，实施各项健康促进措施，包括建设健康设施、推广健康生活方式、开展健康教育活动等。

（3）监测与评估。对健康促进措施的实施效果进行监测和评估，及时发现问题并进行调整和改进，确保健康促进工作的有效性。

（4）持续改进。根据监测评估结果，对健康促进措施进行持续改进和优化，不断提高健康城市的营造水平。

"健康促进"作为一个解决人群健康问题的重要策略，在国际上开展了大量的实践。最早在1972年，芬兰的北卡地区开展了"健康促进"的实践项目。20世纪70年代，芬兰发现北卡地区心脏病的发病率和死亡率明显高于芬兰本国其他地区和世界上其他地区，后来经过研究发现，主要是和当地人不健康的生活方式有关，比如说黄油的摄入量较高，肉类脂肪摄入量较高，缺乏体力活动和体育运动。在这种情况下，芬兰政府把北卡地区作为一个实验地区，从国家的政策支持、政策调整方面，从健康教育、健康知识普及方面，从以预防为导向的服务方面，加强了工作和干预，最终得到了比较好的结果。政府干预措施实施30年以后，芬兰北卡地区心脏病死亡率下降了80%，这给国际健康促进的实践提供了非常宝贵的经验，表6-1展示了这一成果。这一实例表明，科学合理的健康促进策略和程序对于提高城市居民的健康水平具有积极作用。

表 6-1 芬兰北卡地区 35～64 岁人口死亡率及其变化

死因	性别	1969—1971 年（1/10 万）	2006 年（1/10 万）	变化 /%
全死因	男性	1 567	572	−63
	女性	526	256	−51
心血管病	男性	892	182	−80
	女性	278	46	−83
心脏病	男性	701	103	−85
	女性	126	13	−90
中风	男性	93	29	−69
	女性	68	12	−82
癌症	男性	288	96	−67
	女性	126	92	−27

公立医院需要做好专业引领，实现健康促进发展。2017 年，北京协和医院"协和医生说"微信公众号上线，每年推出 100 多篇的健康知识来提供健康指导。尤其是其建院 100 周年的时候推出了"百年协和健康科普月"活动，获得了 2 亿人次的观看，起到了良好的健康引领作用。北京协和医院还致力于专业的健康科普活动，比如牵头的全国疑难罕见病的诊治网，在全国办了多场活动，医务人员达到 10 多万，同时覆盖了 80 多种罕见病种。另外风湿免疫科做了"解码狼疮"活动，这样的线上科普活动有 300 多万人次关注到。

在众多健康促进的工作当中，儿童应成为重点。最著名的健康促进项目可能是目前正在西班牙、哥伦比亚和美国进行的体质整合健康（Salud Integral-Comprehensive Health）计划。这是一种多层次、多成分的教育干预，作为一项长期干预措施，该计划涵盖从幼儿园到中学的整个义务教育（3～16 岁），旨在促进心血管健康，实现学龄前儿童的持久生活方式改变。这种教育策略即使处于来自不同社会经济背景之下也显示十分有效。从图 6-3 可以发现，在实施体质健康整合计划后，儿童们在知识、态度和习惯方面的得分明显提升。图 6-4 展示了实施这一干预措施中的关键要素。

健康促进在城市发展中的营造具有十分重要的意义，通过制定科学合理的健康促进策略和程序，可以有效地提高城市居民的健康水平和生活质量。

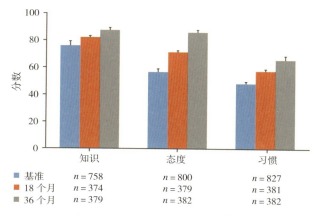

图 6-3　体质整合健康计划在哥伦比亚的长期实施结果

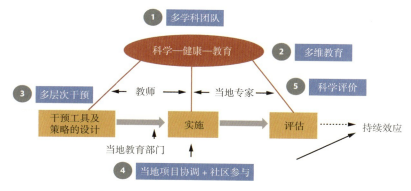

图 6-4　学龄前儿童的心血管健康促进干预措施的关键要素
（资料来源：Santos-Beneit, G. et al. J Am Coll Cardiol. 2022, 79（3）: 283–298.）

在未来的城市规划和发展中，应将健康理念贯穿始终，充分发挥健康促进的作用，为居民创造更加健康、宜居的城市环境。

第三节　城市健康的科研与培训

一、城市健康科研

城市健康科研主要涉及健康城市规划、健康建筑和健康基础设施等领域。研究方法包括流行病学、环境科学、社会科学等多种手段。其通过收集和分析城市居民的健康数据，研究如何优化城市规划和建筑设计的策略，以减少疾病的发生和提高居民的健康水平。

在健康城市规划方面，研究重点在于如何合理规划城市空间和布局，提供足够的绿地和体育设施，以及优化交通和减少环境污染等。这些因素与居民的健康状况密切相关，通过科学的规划可以有效地改善城市环境，提高居民的健康水平。健康城市规划近 40 年的研究热点是体育活动、绿色空间、城市绿色空间和心理健康，也展现了健康城市规划领域主题的多元化和跨领域的发展趋势。

在健康建筑方面，主要是研究如何设计和建造符合人体工程学和环境科学的建筑，以提供舒适的居住和工作空间。2016 年欧洲修订的白皮书中的健康建筑是指以舒适、健康、安全和环境保护为特征的高性能建筑或社区，旨在满足居住者的生理、心理和社会需求。健康建筑是研究如何合理设计房屋的采光、通风和隔音等，以减少居民患病的风险。另外，毛鹏基于主成分分析，将整个建筑生命周期中的所有影响因素分为建筑自身、环境和人类三个主要因素。例如，一个健康的建筑是能够保持其自身健康，最大程度地减少对周围环境的不利影响，并确保建筑工人和居住者的身心健康的建筑。在不同的室外环境中，居民的主观环境感知可以调节户外活动的效率，从而提高居民的免疫水平（图 6-5），这意味着环境感知对居民的健康促进具有积极作用。图 6-6 表示了不同的环境感知下户外活动对免疫水平的促进或抑制作用。

此外，健康基础设施也是城市健康科研的重要领域。在目前的城市健康领域中，许多优秀的研究都集中在健康的远端因素上，例如身体活动、社会资本和压力，但景观和绿色基础设施还有许多其他基本因素也影响着健康（如传染病、食物、气候调节）。健康基础设施研究包括如何建设和维护公共卫生设施、如何提供安全的饮用水和卫生设施等，以确保城市居民的基本生活需求得到满足，预防和控制疾病的传播。绿色基础设施是一种景观保护策略，它创造了生态系统功能所必需的自然环境结构。实际上，小型绿色基础设施，如绿色屋顶和墙壁，有减轻城市内涝、降低室内温度和热岛效应、提高空气质量和降低噪声等好处；较大的绿色基础设施与降低温度，减少空气污染、犯罪和暴力有关，已有证据表明它可能对健康有益（如身体健康、死亡率降低）；公园和路旁的树木显示出许多健康益处，同样可被视为绿色基础设施。在加拿大多伦多，Kardan 等人发现，平均而言，在一个城市街区多种植 10 棵树，可以改善健康感知，其方式与个人年收入增加 10 000 美元并搬到收入中位数高出 10 000 美元或年轻 7 岁的社区相当。他们还发现，平均

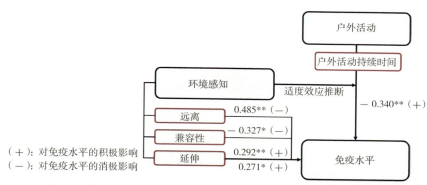

图 6-5 环境感知和户外活动对免疫水平的影响

（* 表示统计学 *P* 值＜ 0.1，** 表示 *P* 值＜ 0.05，*** 表示 *P* 值＜ 0.01）

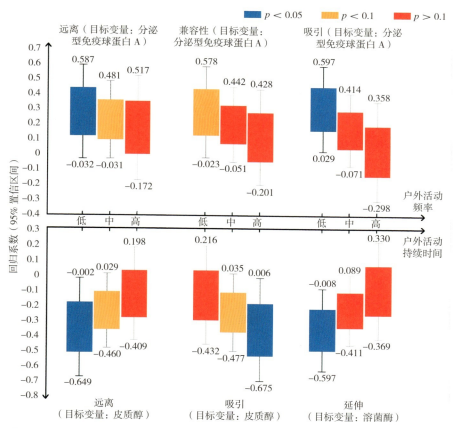

图 6-6 不同环境感知水平下户外活动的回归系数（95% 置信区间）

而言，在一个城市街区多种植 11 棵树可以降低心脏代谢状况，其方式与个人年收入增加 20 000 美元并搬到收入中位数高出 20 000 美元或年轻 14 岁的社区相当。总之，绿色基础设施起到的作用可能丝毫不逊色于公共开放的绿色空间。

二、城市健康培训

城市健康培训旨在增强城市居民的健康意识和技能，促进健康行为的形成。培训课程包括健康城市理念、健康生活方式和健康素养等方面，涵盖了健康教育、健身运动、心理调适和社交支持等多个领域。

在健康教育方面，培训课程主要介绍健康知识和技能，例如合理饮食、适量运动、心理健康等。通过传授正确的知识和技能，帮助居民建立健康的生活方式，预防和控制慢性疾病的发生。

在健身运动方面，培训课程鼓励居民积极参与体育运动和健身活动，提高身体素质和免疫力。此外，针对不同年龄段和身体状况的人群，培训课程也会提供个性化的运动方案和指导。

在心理调适方面，培训课程关注城市居民的心理健康问题，教授心理调适方法和技巧。例如，如何应对压力、焦虑和抑郁等负面情绪，以及如何提高自我认知和情绪管理能力。

在社交支持方面，培训课程强调社交活动对提高居民健康水平的重要性，提供社交技巧和策略的指导。例如，如何建立良好的人际关系、提高沟通能力和解决冲突等。通过加强社交支持，帮助居民建立健康的生活圈子和社会网络。

三、科研与培训的结合

将城市健康的科研成果转化为培训课程是促进城市健康发展的重要途径。科研为培训提供科学依据和实证支持，而培训则是将科研成果普及化和实践化的关键环节。通过将科研与培训相结合，可以增强城市居民的健康意识和技能水平，推动健康城市的实现。

城市健康科研领域的培训工作正在广泛开展中，推动该交叉学科领域迅速发展。国际科学理事会"城市健康与福祉计划"项目办公室，联合中国科学院城市环境研究所、"一带一路"国际科学组织联盟于 2022 年 7 月举办了第一届"城市健康与福祉计划"暑期课程。该课程通过分享与"城市健康"

和"生态文明建设"有关的理念、见解和案例，思考并讨论"城市发展和乡村振兴在保障人民和环境的健康方面都能发挥什么作用"等问题，旨在增加科研人员互动交流、促进城市健康科研成果的产出。

同时为促进健康城市科学研究面向大众，使大众能够认识到建设健康城市的重要性，一些志愿者项目起到了缩短民众与科学研究之间的距离。2018 年 1 月，在清华大学举办的"健康城市展望"第一次志愿者培训会，召集了来自北京各个区县的 50 名"雾霾特工"。这些在北京生活和工作的"特工"们，经过了培训后，持续一周佩戴了多合一环境监测仪来测量空气中颗粒物浓度，以及便携式能耗仪来监测人体活动强度，将数据实时回传至自主开发的云计算平台，配合每日问卷（记录出行路线与人的活动），最终衡量环境因素对健康的影响。该培训课程和实验推动建立了多尺度、持续、实时的城市环境与健康监测网络，分析个体环境暴露与生理健康关联，研究环境要素变化对居民患病、死因的影响，有助于完成对未来健康城市的模拟和公众健康风险评价。

第四节　公共和私人部门的健康教育合作

在健康城市的营造中，公共和私人部门的健康教育合作至关重要。这种合作可以有效地整合资源，提高健康教育效果，促进城市居民健康意识的提升。下面将详细探讨公共和私人部门健康教育合作的相关内容。

一、公共部门提供的健康教育服务

公共卫生部门提供的健康教育服务属于国家基本公共卫生服务项目之一，其内容主要包括：

（1）宣传普及《中国公民健康素养——基本知识与技能（2015 年版）》，配合有关部门开展公民健康素养促进行动。

（2）对青少年、妇女、老年人、残疾人、0 ~ 6 岁儿童家长等人群进行健康教育。

（3）开展合理膳食、控制体重、适当运动、心理平衡、改善睡眠、限盐、控烟、限酒、科学就医、合理用药、戒毒等健康生活方式和可干预危险因素的健康教育。

（4）开展心脑血管、呼吸系统、内分泌系统、肿瘤、精神疾病等重点慢性非传染性疾病和结核病、肝炎、艾滋病等重点传染性疾病的健康教育。

（5）开展食品卫生、职业卫生、放射卫生、环境卫生、饮水卫生、学校卫生和计划生育等公共卫生问题的健康教育。

（6）开展突发公共卫生事件应急处置、防灾减灾、家庭急救等健康教育。

（7）宣传普及医疗卫生法律法规及相关政策。

公共部门提供的健康教育服务主要有 5 种服务形式，表现如下：

1. 提供健康教育资料

（1）发放印刷资料。印刷资料包括健康教育折页、健康教育处方和健康手册等，主要放置在乡镇卫生院、村卫生室、社区卫生服务中心（站）的候诊区、诊室、咨询台等处。每个机构每年提供不少于 12 种内容的印刷资料，并及时更新补充，保障使用。

（2）播放音像资料。音像资料为视听传播资料，如 VCD、DVD 等各种影音视频资料。机构正常应诊的时间内，在乡镇卫生院、社区卫生服务中心门诊候诊区、观察室、健教室等场所或宣传活动现场播放。每个机构每年播放音像资料不少于 6 种。

2. 设置健康教育宣传栏

乡镇卫生院和社区卫生服务中心宣传栏不少于 2 个，村卫生室和社区卫生服务站宣传栏不少于 1 个，每个宣传栏的面积不少于 2 m²。宣传栏一般设置在机构的户外、健康教育室、候诊室、输液室或收费大厅的明显位置，宣传栏中心位置距地面 1.5～1.6 m 高。每个机构每 2 个月最少更换一次健康教育宣传栏内容。

3. 开展公众健康咨询活动

利用各种健康主题日或针对辖区重点健康问题，开展健康咨询活动并发放宣传资料。每个乡镇卫生院、社区卫生服务中心每年至少开展 9 次公众健康咨询活动。

4. 举办健康知识讲座

定期举办健康知识讲座，引导居民学习、掌握健康知识及必要的健康技能，促进辖区内居民的身心健康。每个乡镇卫生院和社区卫生服务中心每月至少举办一次健康知识讲座，村卫生室和社区卫生服务站每 2 个月至少举办一次健康知识讲座。

5. 开展个体化健康教育

乡镇卫生院、村卫生室和社区卫生服务中心（站）的医务人员在提供门诊医疗、上门访视等医疗卫生服务时，要开展有针对性的个体化健康知识和健康技能的教育。

二、私人部门提供的健康教育服务

私人部门提供的健康教育服务主要由大型的私人医疗机构提供，其体现形式包括但不限于：

（1）个性化健康管理平台：这些平台为用户提供个性化的健康管理方案，根据个人的健康状况和需求，制订健康指导和建议。

（2）专业健康咨询服务：私人医生或健康专家通过线上或线下提供咨询服务，解答疑问并提供针对性的健康建议。

（3）营养指导和饮食管理：针对特定群体或个人需求提供饮食管理建议，帮助人们制订合理的饮食计划。

（4）专业运动指导和体育活动：提供定制化的运动计划和专业指导，鼓励并引导人们进行适当的体育活动，以维持身体健康。

公共和私人部门的健康教育合作使得两者能够发挥各自的优势，实现资源共享和互补。政府部门在政策制定、资金投入和执行力方面具有较大优势，而私人部门则在市场运作、创新能力和技术手段方面具有优势。通过合作，可以充分利用双方的优势，提高健康教育效果，促进城市居民健康意识的提升。

在以前，社会资本的健康教育建立在社会办医的基础上。实际上社会办医已经做了非常多的实践，其中社会资本通过与公立医院合资设立新院区或通过合作项目设立分院（院区）比较常见。

（1）"一址两院"模式。政府举办的公立医院以其部分"存量资产"与社会资本合作，在原公立医院所在地成立营利性医院（或非营利性医院），出现在同一地址"公立医院"与"非公立医院"并存的模式。

（2）"PPP（政府和社会资本合作）"模式。这是一种典型的公私合营模式。2017 年，国务院印发《关于进一步激发社会领域投资活力的意见》，要求进一步扩大投融资渠道，引导社会资本以政府和社会资本合作模式参与医疗机构建设运营。PPP 在健康教育中的作用是促进人口健康的努力不可或缺的一部分。

（3）"IOT（带资托管）"模式。社会资本通过与公立医院、政府签署经营权管理协议、委托管理协议、合作协议等形式，约定公立医院在一定条件和期限内，将医院的整体或部分资产的经营权和管理权授予社会资本的交易模式。这是社会资本比较常用的与公立医院合作模式。

（4）"公立医科大学 + 民营医院"模式。这种合作形式较多，比如，上海交通大学医学院附属苏州九龙医院是 2003 年 5 月经卫生部和商务部批准，由香港九龙集团投资 13.5 亿元人民币兴建，并由上海交通大学医学院合作管理的一所综合性中外合资医院，是苏州工业园区政府的公共设施重点配套工程。

（5）"政府 + 高校"模式。以广东顺德为例，截至 2018 年顺德全区 15家公立医院中，已有 12 家先后与南方医科大学、广州中医药大学、广东医科大学、暨南大学、广州医科大学等国内著名医学高校牵手共建，顺德各大公立医院均以高校附属医院为第一名称，依托高校的品牌效应，使高层次人才招引更具号召力和吸引力，医疗卫生成为顺德城市新名片。

但是《基本医疗卫生与健康促进法》（以下简称《卫健法》）已于 2020 年6 月 1 日实施，这部法律是卫生健康领域的基础性法律，对于整个卫生健康行业的发展指明了方向。《卫健法》第 40 条明确了国家的医疗机构其目的是发挥其公益性质，鼓励其与社会资本合作建设运营非营利机构，禁止与其他组织投资设立非独立法人资格的医疗卫生机构，不得与社会资本合作举办营利性医疗卫生机构。

那社会资本与公立医院合作之路堵死了吗？实际未必。《卫健法》第 68条规定将健康教育纳入国民教育体系：学校应当利用多种形式实施健康教育，普及健康知识、科学健身知识、急救知识和技能，增强学生主动防病的意识，培养学生良好的卫生习惯和健康的行为习惯，减少、改善学生近视、肥胖等不良健康状况。健康教育被提升到了一个新高度，这或是诸多消费型医疗机构可选择的市场通路突破口，特别是以儿童青少年为主要服务对象的眼科（视光、屈光）、口腔以及儿科等医疗机构。其中，学生近视和肥胖是被该法明确列出的病症，足见其重要性和严重性。

由此可见，社会资本需要跟上国民教育体系改革的步伐，帮助建设国民教育体系，增强学生健康素养。社会资本和公立医院可有以下活动：

（1）联合开展健康教育活动。国家医疗机构和社会资本可以联合开展各类健康教育活动，如健康讲座、宣传周、健康义诊等。通过合作，可以扩大健康教育活动的覆盖面和影响力，增强居民的参与度和健康意识。

（2）共建健康教育平台。国家医疗机构和社会资本可以共同建立健康教育平台，如健康网站、健康 APP 等。这些平台可以向居民提供健康知识、健康管理工具和在线咨询服务，方便居民获取健康信息和服务。

（3）互聘人员交流。国家医疗机构和社会资本可以互聘人员交流，分享经验和资源。例如，公共部门可以邀请私人部门的专家参与健康教育政策的制定和研究，而私人部门则可以邀请公共部门的专家参与健康教育产品的研发和推广。

（4）合作开展科研项目。国家医疗机构和社会资本可以合作开展健康教育科研项目，共同探索有效的健康教育策略和方法。通过合作，可以提高科研成果的质量和实用性，为健康教育实践提供科学依据。

三、合作挑战与对策

国家医疗机构和社会资本的健康教育合作是健康城市营造的重要途径之一。通过合作，可以充分发挥政府和市场的优势，提高健康教育效果，促进城市居民健康意识的提升。然而，这种合作也面临着一些挑战，如利益诉求差异、信息共享与隐私保护以及跨部门协作难度等。

（1）利益诉求差异。国家医疗机构和社会资本的利益诉求可能存在差异，例如，政府部门更注重公益性和公平性，而社会资本更注重盈利和市场占有率。因此，需要在合作中充分沟通和协调，理解对方的利益诉求，寻找合作的平衡点。

（2）信息共享与隐私保护。在健康教育合作中，可能会涉及居民的个人健康信息和敏感数据。因此，需要建立健全的信息共享机制和隐私保护措施，确保居民的个人信息安全和隐私不受侵犯。

（3）跨部门协作难度。国家医疗机构和社会资本的健康教育合作涉及不同部门之间的协作，可能会存在跨部门沟通不畅、资源整合困难等问题。因此，需要建立有效的沟通机制和协调机构，加强各方的协作能力，确保合作顺利进行。

因此，在实践中需要建立有效的合作机制和协调机构，加强各方的沟通和协作能力，确保健康教育合作的顺利进行。

　　总的来说，城市居民健康教育在健康城市的营造中具有重要的作用和地位。通过科学的方法和策略进行健康教育，可以增强城市居民的健康意识和技能水平，预防和控制疾病的发生发展，促进城市的健康和谐发展。然而，当前健康教育仍面临着诸多挑战和问题，需要我们继续努力探索和实践。未来，随着新技术和新方法的不断涌现和应用，健康教育的方式和方法也将不断创新和发展。同时，随着城市化进程的加速和人们对健康的关注度不断提高，健康教育将在构建健康城市中发挥越来越重要的作用。

参考文献

［1］TIAN Y H, LUO T, CHEN Y X. The promotional effect of health education on the medical service utilization of migrants: evidence from China［J］. Frontiers in Public Health, 2022, 9.

［2］居民健康素养水平稳步提升［EB/OL］.https://www.gov.cn/xinwen/2022–06/08/content_5694585.htm.

［3］STEINBERGER J, DANIELS S R, HAGBERG N, et al. Cardiovascular health promotion in children: challenges and opportunities for 2020 and beyond: a scientific statement from the American Heart Association［J］. Circulation, 2016, 134（12）: e236–e255.

［4］FERNANDEZ-JIMENEZ R, AL-KAZAZ M, JASLOW R, et al. Children present a window of opportunity for promoting health: JACC review topic of the week［J］. Journal of the American College of Cardiology, 2018, 72（25）: 3310–3319.

［5］CENTRE I C E. Health education for young people: Approaches and methods［Internet］［EB/OL］.https://www.ncbi.nlm.nih.gov/books/NBK7118/.

［6］TIMóTEO A T, CACHULO M C, DINIS P, et al. "O meu coração bate saudável" – Results from a pilot project for health education in Portuguese children［J］. Revista Portuguesa de Cardiologia, 2023.

［7］JIAN-LI H. Community-based chronic disease interventions: Experience from the North Carolina Project in Finland and its implications for China［J］. Chinese Journal of Health Policy, 2016, 9（7）: 8–14.

［8］JIA B, CHEN Y, WU J. Bibliometric analysis and research trend forecast of healthy urban planning for 40 years（1981–2020）［J］. IJERPH, 2021, 18（18）.

［9］Brunsgaard C, Fich L B. 'Healthy Buildings': Toward understanding user interaction with the indoor environment［J］. Indoor and Built Environment, 2016, 25（2）: 293–295.

［10］MAO P, QI J, TAN Y, et al. An examination of factors affecting healthy building: An empirical study in east China［J］. J Clean Prod, 2017, 162: 1266–1274.

［11］JIANG C, HU Y, GE W, et al. Effects of built environment on resident's immune level in cities under severely cold climate: An empirical study on sustainable residential areas for local health promotion［J］. Sustainable Cities and Society, 2023, 10: 5059.

［12］Nieuwenhuijsen M J. Green infrastructure and health［J］. Annual Review of Public Health, 2021, 42: 317–328.

［13］KARDAN O, GOZDYRA P, MISIC B, et al. Neighborhood greenspace and health in a large urban center［J］. Scientific Reports, 2015, 5（1）: 11610.

［14］医疗健康"基本法"实施，社会资本与公立医院的合作将何去何从？［EB/OL］. https://m.medsci.cn/article/show_article.do?id=136a195e57e6.

第七章 健康城市的未来感知

在当今快节奏和快速发展的城市化进程中，人们对健康的需求日益增长。健康城市的概念正逐渐崭露头角，成为未来城市发展的重要方向。健康城市不仅意味着一个宜居的环境，更是一个促进身心健康的综合体系。它围绕着人们的身体、心理和社交福祉构建，以现代科技和创新方法为基础，为居民提供各种健康服务和便利设施。依托现代化科技的未来感知，意味着对健康城市发展趋势的预测和洞察，它可以帮助我们更加高效和便捷地为居民的健康服务。本章将探讨智慧城市背景下的未来居民健康问题，以期为健康城市的发展提供思路和参考。

第一节 智慧城市与健康管理

现在以智慧城市为建设目标的城市有很多，但绝大多数只有智慧城市的"外壳"，缺乏"灵魂"。1933 年 8 月制定的《雅典宪章》中提到，城市设计的目的是确保居住、工作、游憩与交通四大功能活动的正常进行。在提升城市智慧过程中，无论是增强城市服务能力、提高城市运行管理水平，还是便民惠民改善宜居环境、提升经济发展质量，智慧城市建设的成效最终都要落实到"人"的获得感上，突出"以人为本"。

一、智慧城市由人的体验来衡量

人的健康是幸福感和安全感的重要组成部分也是基础。2014 年国务院印发《关于促进智慧城市健康发展的指导意见》，提出运用大数据、空间地理信息等新一代信息技术，建设以人为本的智慧城市。此后，"智慧健康"的提法逐渐兴起并成为大健康的热词。作为智慧城市的重要模块，围绕"看病难"问题的智慧医疗已经取得了初步成效。科技的进步为居民健康管理提供了新的思路，以人为本的智慧城市为城市居民提供更加便捷、高效的生活方式。智慧城市与健康管理的结合，将对城市居民的健康产生深远的影响。2016 年，中共中央、国务院印发《"健康中国 2030"规划纲要》，在国家战略的驱动下，我国卫生模式从"以治病为中心"向"以人民健康为中心"转变，要提高人民健康水平，必然需要以更大、更广的视角思考这一问题。包括建立更加完善的卫生健康体系，构建健康医疗大数据体系，促进全民健康信息服务体系化、集约化、精细化发展，这是"智慧健康城市"的意义所在。

　　智慧城市和健康管理的结合将为城市居民的健康服务和管理带来更好的体验。

　　（1）智慧城市利用信息技术和通信技术来提升城市管理和服务水平，而健康管理则是通过各种手段和方法来维护和改善人们的健康状况。这两个领域的结合将为城市居民带来更加便捷、高效、个性化的健康服务和管理手段。智慧城市中的智能化系统和大数据技术可以被应用于健康管理领域。通过智能传感器和物联网技术，城市管理者可以实时监测城市环境因素。这些数据可以帮助政府和相关部门更好地了解城市居民的健康状况和需求，为健康政策的制定提供科学依据。

　　（2）大数据分析也可以帮助城市管理者更好地了解居民的健康状况和需求，从而制定更加精准的健康管理策略。做到提前预防、提前采取措施，降低疾病的发生率，为城市居民提供一个更加清洁、舒适的生活环境。通过智能手机应用或者互联网平台，居民可以随时随地获取健康资讯、预约医生、购买药品等服务，实现医疗资源的智能调配和高效利用。这种便捷的医疗服务模式极大地方便了居民的生活，也提高了医疗资源的利用效率。居民还可以通过智能穿戴设备监测自己的身体状况，包括心率、血压、睡眠情况等，以便及时发现健康问题，调整生活方式并养成健康生活的习惯。智能家居系统也可以提供更加舒适和健康的居住环境，例如智能空气净化器、智能温控系统等，这些大幅提升了居民的生活质量。

　　索拉纳斯提出了一个从健康和智慧城市两个层面解释的智能健康理念。如图 7-1 所示，虽然这些平面看起来是独立的，但在逻辑上将一个平面投影到另一个平面上时，可以观察到一个交叉点，它代表了智能城市基础设施提供的医疗服务。从这个角度出发，对智能健康的定义如下："智能健康（s-Health）是指利用智能城市的情境感知网络和传感基础设施提供健康服务"。

　　两个平面之间的关系/投影/交集表示为智慧健康的面积，数字参考下文中给出的示例。

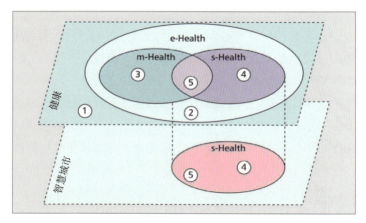

图 7-1　健康和智慧城市的平面集合

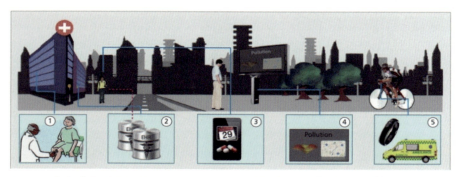

图 7-2　智慧城市中不同类型的健康的例子说明（数字表示图 7-1 所示的子集）

　　① 传统健康（Classical Health）。这是一种典型的健康相关活动，即医生使用传统工具（不一定涉及信息和通信技术）看望患者。

　　② 电子健康（e-Health）。这涉及使用电子健康记录（EHR）和存储患者医疗信息的数据库。这是使用信息和通信技术的传统保健的一个分支。

　　③ 移动健康（m-Health）。如患者通过手机查看处方，以保证按时服药。这是电子医疗的一个子集，因为它使用移动设备访问医疗数据。

　　④ 智能健康（s-Health）。患者从互动信息杆上获取信息，查看污染程度以及花粉和灰尘的程度，因为他对花粉和灰尘过敏。有了这些信息，患者就可以避开对其健康状况有危害的区域。信息杆会告诉他最佳路线，以及在哪里可以买到最近的抗组胺药。

　　⑤ 利用智能健康增强移动健康。例如，一位戴着具有生命指标监测功能手环的骑车人发生了意外。人体传感器网络检测到其摔倒，并向城市基础

设施发出警报。系统收到警报后，会对交通状况进行分析，并通过最佳路线派遣救护车。此外，城市的交通灯也会动态调整，以缩短救护车到达骑车人身边所需的时间。

　　总而言之，智能健康的主要目标是以分布式、私密、安全、高效和可持续的方式，通过在无所不在的健康新范式中重复使用移动医疗和智能城市的原则，将健康提升到社会中的更高位置。借助科技的力量，城市健康资源的智能化配置和高效利用得以实现，居民也获得了更加便利的健康服务，其健康水平和生活质量得到显著提高。智慧城市和健康管理结合将成为未来城市建设的重要方向，也是我们努力的方向。我们需要不断探索和创新，加强合作和交流，共同推动智慧健康城市建设，为城市居民创造更加美好的生活。

二、智慧城市与健康管理结合的挑战与实际案例

　　智慧城市与健康管理的结合虽然充满了前景和机遇，但也面临着一系列挑战。

　　（1）信息技术的发展需要大量的投入。不仅是设备的更新、软件系统的开发，还要有足够的技术人才支持，包括信息技术专家、数据分析师等。城市管理者可以积极向相关企业寻求合作，争取更多的资金投入到智慧城市和健康管理的建设中，双方互利互惠，共同推进智慧健康城市的发展。另一方面，还可以与高校和科研机构合作，共同培养和引进复合型专业人才，以满足智慧城市建设的人才需求。

　　（2）智慧城市与健康管理的结合还需要城市居民的积极参与（图7-3）。居民使用智能设备参与健康管理，这也是智慧城市和健康管理结合的方式之

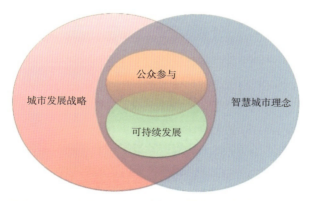

图7-3　发展战略、智慧城市理念、可持续发展和公众参与之间的关系

一。因此，城市管理者需要通过宣传和教育活动、开展健康教育等方式，提高居民对智慧城市和健康管理的认知和参与度。

深圳在智慧城市建设方面展现了前瞻性，特别是在健康管理与智慧城市融合的领域。在"十三五"规划期间，深圳启动了"12361"项目，该项目旨在利用数字技术如 5G 和人工智能优化卫生健康服务。该项目包含一个区域全民健康信息平台、两大保障体系（标准和安全）、三大健康核心库、六大业务应用系统和一个健康惠民云服务。2023 年 8 月宝安区率先发布深圳首份针对卫生健康事业高质量发展的系统性文件——《宝安区加快卫生健康事业高质量发展行动方案》"1＋4"文件。文件提出，宝安将依托卫生健康管控指挥处置中心，以管理创新、服务创新为驱动，以"互联网＋健康"为手段，围绕"智慧管控、智慧公卫、智慧医疗"三大应用，建设智慧健康综合治理体系。打造覆盖全民的"卫生健康大数据平台"，加速推进医疗大数据深度研究和创新应用，提升科学决策、精细化管理和个性化服务水平，搭建国内领先的智慧健康一体化平台。

深圳的这一模式展现了"以人为本"理念的重要性，旨在提升居民的幸福感和归属感，减少大城市可能带来的压抑和孤独感。

当前，数字化浪潮方兴未艾，健康中国建设正全面推进。随着新一代信息技术的广泛应用，由政府主导、企业联动、全社会参与的智慧健康城市系统，将提供更加高效、便捷、智能、有温度的卫生健康服务。这样的发展趋势预示着更加健康美好的城市生活。

第二节　数据驱动的健康决策制定

传统的健康决策一般是居民去医院寻求医生或其他专业人士的帮助，通过他们的诊断，进一步形成病历或个人健康信息档案。通常情况下，这些数据是孤岛式地存在，仅作为当时当地医生的问诊依据。显然，这样的就医问诊过程是相对低效的，更是直接带来了看病"三长一短"（挂号、缴费、取药时间长，诊疗时间短）的问题。比传统健康决策先进的是电子化决策（医院表现为电子病历），但是不同机构出具的电子化决策存在大量数据冗余和多样的结构形式，居民或不同机构的决策者难以从中快速提取出新的信息。电子决策支持系统（EDSS）可同时支持消费者和医疗服务提供者做出决策。

我国地域辽阔，医疗资源相对匮乏且分布极不平衡，这些制约了我国的医疗救治水平。经济欠发达地区的医疗服务质量难以得到有效保证，因诊断差错等造成的医疗不良事件屡有发生。不同地区、不同医疗机构间医疗信息与知识的不对称性也会导致医疗救护水平、抢救系统效率及救护信息的决策水平的降低，使患者无法得到高水平的标准化救护。要解决这些问题，需要更为科学有效的方法，加强推动医疗健康数据的互通共享，包括形成各级各类医疗卫生机构的信息协同，实现卫生健康、医疗保障跨地区、跨部门的数据共享，真正做到"数随人动"，以人民健康为中心。

信息技术的快速发展与应用以及大数据战略的深入实施，使得大数据成为科技创新引领与决策支撑的重要战略资源，科学研究与实践正在完成"假设驱动"到"数据驱动"的巨大转变。大数据时代，随着医疗技术的飞速发展和医学数据的不断积累，健康决策场景复杂化，医疗健康数据呈现"大、多、快、杂"的特点。物联网的支持使得数据驱动的智能医疗决策正在向更多的方向拓展。通过收集、分析和应用大量的健康数据，医疗机构和决策者可以更好地了解人群的健康需求和问题，这些数据可以来自病历记录、健康监测设备的实时数据、社交媒体上的健康信息等。通过将这些数据整合和分析，医疗机构和决策者能够构建快速、准确、灵活的决策支持系统，从而制定更有针对性的健康政策和方案，提高健康服务的质量和效率。

举例来说，在疾病预防与诊疗方面，医生或健康决策者可以通过分析大量的患者数据、遗传信息以及环境因素，及时发现潜在的疾病风险因素，并提供个性化的预防措施。例如，如图7-4所示的糖尿病数据仓库，医护人员可以提取与所有已知糖尿病患者相关的临床信息，可以将逻辑回归或决策树等数据挖掘技术应用于这些提取的数据，以揭示隐藏的模式和趋势，并给出相应健康的生活方式和药物干预来降低风险。后期在康复过程中，通过监测患者的生理数据、运动数据和日常活动数据，医疗机构可以根据个人情况制订个性化的康复护理方案，从而提高康复的效果，减少不必要的治疗过程。

在药物治疗上也可以进行个性化管理，每个人对药物的反应不尽相同，这取决于个人的基因差异和代谢能力。内斯马·马哈茂德等人开发了一个个性化治疗推荐系统——IRS-T2D，它基于本体论和语义网络规则模型实现了2型糖尿病患者的个性化治疗。在第六届中国国际进口博览会上，"智慧疫苗全场景解决方案"受到了广泛的关注和认可。居民通过手机小程序就可以了解疫苗作用、厂家、接种禁忌等信息，并进行预约登记；AI自动化疫苗工作站通过数智化创新，实现了存储接种一体化、全程温度无断点、自动发苗零差错。这个串联起居民、疫苗厂家、社区服务中心、疾控中心等各个攸关

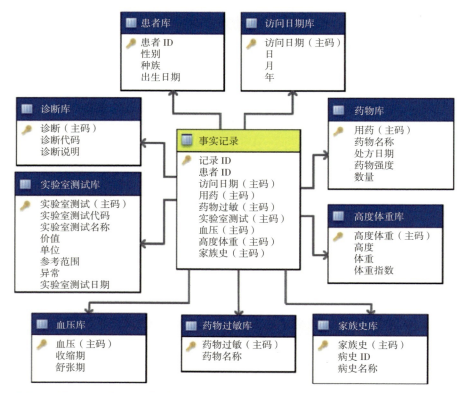

图 7-4　糖尿病数据仓库星型模式示例

方的智慧疫苗全场景解决方案，为疫苗接种全周期管理插上了"智慧翅膀"，对居民的健康决策制定有着重大的贡献。

在营养与食品安全监测方面，通过分析食品成分和人群的饮食数据，可以评估每个人的营养状况并提供相应的营养建议。另外，数据驱动的食品安全监测可以追踪食品供应链，帮助消费者了解食品的安全性和质量水平。俗话说"病从口入"，这一追溯从源头上保证了人们的饮食安全。

在突发公共卫生事件中（如传染病暴发），数据驱动的健康决策支持可以帮助决策者快速识别疫情传播的趋势和模式，并提供相应的控制策略。例如，通过分析社交媒体上的情绪和地理标签数据（行程码），可以快速定位可能的疫情暴发地点，并采取针对性的防控措施。在 COVID-19 的防控中，数据发挥了重要的辅助作用，如疫情地图、医疗保障用品供应、食品供应、核酸结果查询等。上述这些例子只是数据驱动的健康决策支持的冰山一角，相信借助数据和技术的力量，未来医疗机构和决策者能够更好地了解和解决复杂的健康挑战。

　　智慧医疗目前仍存在短板和弱项，包括在临床、技术、法律和文化障碍等方面。2023 年 4 月，在第十七届中国卫生信息技术 / 健康医疗大数据应用交流大会（2023 CHITEC）上，华为联合多家机构正式成立了"智慧健康城市研究型学术联合体"，并推出"数字健康共同体"技术参考架构（图 7-5）。数字时代，本质是互联互通的时代，只有数字基础设施万物互联、数据要素高效流通，才能真正实现以数字化转型驱动生产、生活和治理方式变革的美好愿景。

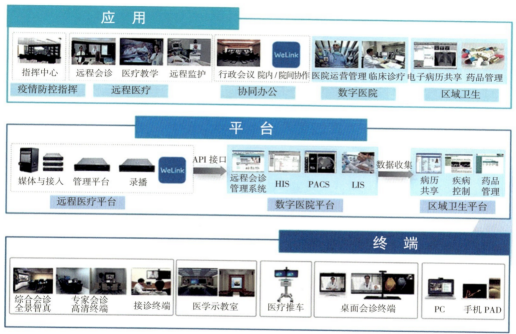

图 7-5　华为破除壁垒的路径
（图片来源：生物谷）

　　就目前存在的健康大数据壁垒，华为计划打通三层资源：第一层是公共卫生、社区卫生服务中心、疾控中心、医院数据的打通；第二层是三医联动（医保、医药、医疗），同时做好医疗资源和养老资源的融合管理；第三层是融合健康产业链服务，做好个人数据，如可穿戴、慢性病管理、健康体检、基因检测等数据的融合，从而实现数字健康的战略目标。进一步来说，通过打通三层资源，数据的采集、互通共享、治理与运营得以高效地实现，以人民健康为中心的数据全生命周期管理得以实现。最后在全社会构建起基于数据驱动的卫生健康业务系统和服务体系，真正让数字便民、惠民的健康医疗服务落到实处。

从"数字健康共同体"到"智慧健康城市"，再到与"城市数字化"的结合，赋予了智慧城市新内涵。智慧城市的建设已不止于解决"城市病"，更是让城市发展以人为本，让城市更有温度，实现"人与城和谐共生，城与人协调发展"。

第三节　数字化医疗解决方案与远程医疗

大部分情况下，数据驱动的健康决策发生在疾病预防阶段，基于对海量数据的分析为人们的健康保驾护航。那么面对已经发生的疾病，"数字"在救治等医疗解决方案上又能发挥什么作用呢？

一、数字化医疗解决方案

数字化的医疗解决方案是指将医疗行业与数字技术相结合，利用计算机、互联网和其他电子设备等来提供医疗服务。它涵盖了许多领域，包括电子病历、远程监护、医疗影像等。数字化医疗具有数据密集型的特点，通过"用户友好"的交互方式、大数据分析和人工智能，可以辅助医生进行病变检测，提高诊断准确率与效率，为积极改变医疗保健行业提供了巨大的潜力。数字化、网络化、智能化的设施和解决方案与多种医疗场景的结合，医疗变得越来越智能，极大缓解了过去"看病难"的问题，这些创新技术正在为患者和医生带来诸多便利，同时也为健康保健提供了新的方式。

数字化医疗解决方案的应用不仅可以为医疗行业带来便利和改进，也有助于提高医疗行业的效率与质量。

（1）病历是医务人员对病患医疗活动的记录，贯穿了整个医疗过程。传统纸质病历的记录方式存在人为失误和难以共享等缺点，而数字化病历则可以避免这些问题。数字化病历的建立依赖于专业的病历系统和医疗信息技术，同时还可以减少重复检查，抵制医疗资源浪费。数字化病历的共享也能够促进医疗资源的合理利用。多个医疗机构可以共享同一份数字病历，这样医生就可以在诊断和治疗时更快捷地获取到患者的历史医疗记录和检查结果，从而加强了医疗资源的整合和合理分配，也提高了患者的医疗救治效率。

（2）数字化医疗解决方案也为医学研究和数据分析提供了更多的手段和可能性。以往的医学研究往往需要大量的人力和时间进行数据的收集和整理，而数字化病历、远程监护数据等可以提供大量的实时和精确的医学数据。这些数据对于医学研究人员来说非常宝贵，可以帮助他们深入了解疾病的发病机制、风险评估和治疗效果等。数据的共享和整合也可以促进跨机构和跨国界的合作研究，提高医学研究的效率和准确性。

数字化医疗解决方案的普及有利于促进各地区的医疗资源平衡。这涉及了一个新领域——远程医疗，其在以往网络欠发达的时候是难以想象的。随着物联网技术的不断发展，人们对于远程监护和远程医疗的需求日益增长，远程监护和远程医疗也成为了目前数字化医疗解决方案的重点关注领域。图7-6 展示了远程医疗在医疗保健领域能够发挥的作用。

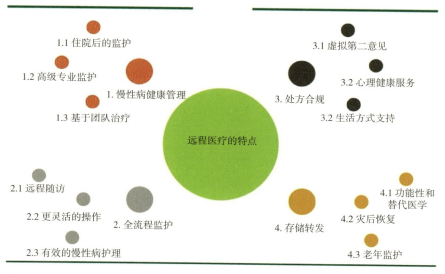

图 7-6　远程医疗在医疗保健领域的各种功能和特性

远程监护利用传感器和智能设备的应用，可以实时监测患者的生理数据，如血压、心率等指标，这样就可以实现对患者的远程监护，这种方式对有慢性疾病或危重病患者的治疗和康复十分有帮助。远程医疗则是通过传输患者影像、视频等信息，来实现医生和患者之间的在线交流，这在一定程度上缓解了医疗资源不足和患者排队就诊等问题。随着远程医疗采用率的提高，雷·多西等认为医疗服务将从医疗机构向外转移，远程医疗将与面对面的医疗服务相结合，并在中等收入和低收入国家得到更广泛的采用。医院的流动巡诊车可以开到居民家门口，有了数字化巡诊系统的支持，医务人员可以在巡诊车上及时把医疗信息包括化验、影像结果等及时传回医院，进行结果分析或者远程会诊。若没有巡诊车，居民也可以自行借助远程医疗平台通过视频通话或在线咨询与医生进行沟通，甚至能够在乡镇卫生院里通过远程医疗设备进行一些简单的医疗操作，如体征检测等。这样一来，患者不用奔波去医院挂号排队就可以接受健康体检、疾病预防、疾病诊疗，真正让"远水解近渴"成为现实，大大减少了患者就医的时间成本和经济负担，还可以缓解城市医疗机构的压力。

二、远程医疗

在数字化进程如此快的时代，远程医疗可以说是医疗数字化的初始阶段，虽然它的关注度已大不如前，但它仍会继续发挥作用。目前医疗数字化的重大突破是互联网医疗，它突破了远程医疗中医疗机构之间的限制，医务人员可以在互联网上对不特定的患者提供服务。这种医疗方式实现了点对面的医疗服务，大大提高了医疗效率。截至 2020 年 12 月，我国已获批资质、通过监管和挂牌运行的互联网医院达到 995 家，在线医疗用户规模达 2.15 亿人次。医疗数字化的重要环节是人工智能医疗（AI 辅助医疗），通过整合经过训练的机器学习算法到临床医生的工作流程中，可以为医疗服务提供有价值的背景参考，让临床医生在不离开病房的情况下得到有关治疗和规程的有价值搜索结果以及基于证据的洞察。虽然我国医学人工智能起步较晚，但发展迅速，罗氏诊断、华为、乐普医疗等企业在人工智能医疗研究与应用等方面取得了丰硕的成果，多款医学人工智能医疗产品成功上市，完成了从跟跑向并跑转变，已经与美国等处于医学人工智能开发应用的第一方阵。

在医疗数字化过程中，如果说远程医疗解决的是医疗信息与服务跨物理空间的交流与共享，互联网医疗实现医疗信息与服务跨越时间、空间向患者提供服务，那么，人工智能医疗实现的是医疗信息共享、医疗服务提供、医疗决策在网络空间由机械化向智能化转变。如果说远程医疗和互联网医疗使医疗服务提供者具有了"千里眼"和"顺风耳"的话，那么人工智能医疗则让医疗服务提供方具有了超强的虚拟大脑。人工智能对医疗的这种赋能能力，将超过以往任何时代，也将为数字化医疗解决方案注入强大的助推与引导力量。

然而，数字化医疗解决方案的推广也面临着一些挑战：

首先是技术标准和互操作性的问题。由于不同的数字化医疗解决方案和远程医疗平台存在差异，数据的共享和交互成为一个难点。医疗机构、科技公司和相关医疗相关部门要加强沟通合作，制定出统一的技术标准和互操作性规范，以便更好地实现数据的共享与交流。

其次是数据安全和隐私保护问题。患者的个人健康数据在数字化医疗中被频繁传输和存储，因此数据的隐私和安全是要重点关注的问题。医疗机构和科技公司需要加强数据安全防护措施，确保患者数据不被泄露和滥用，同时，相关的法律法规也要跟上，保障患者的合法权益。

再次，还需要解决老年人和不熟悉科技的人使用数字化医疗解决方案的问题。在数字化医疗解决方案的推广过程中，需要医疗机构和社会共同努力，为这些人提供相关的培训和支持，提高公众的科技素养和对数字化医疗技术的认知。在某些不发达地区，数字化医疗技术的普及和应用受制于基础设施和资源的限制，导致数字鸿沟的存在，因此应加强基础设施建设和技术支持，缩小数字鸿沟，使更多的人受益于数字化医疗的发展。图 7-7 为某研究提出的解决现有的数字化医疗解决方案存在的数字鸿沟问题的新兴创新务实方法。

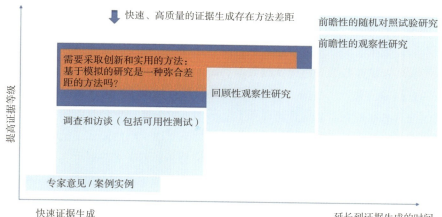

图 7-7 数字化医疗解决方案存在的问题及解决方法

第四节 医疗健康数据的隐私保护与道德问题

在数字时代，大数据早已不是单纯的数据，而是成为非常重要的生产要素，数据生成、收集、存储、传输、利用几乎遍布各个行业，彻底改变了人们的生活。但另一方面，数据在带来便利的同时，给公众隐私造成的破坏也是显而易见的，高度信息化使得个人私密信息泄露风险增加，精准诈骗、广告骚扰等现象屡见不鲜。

一、医疗健康数据的特点

医疗行业是一个涉及人们生命健康的重要领域，也是一个产生和使用大量个人信息的领域。随着信息技术的发展和应用，医疗健康数据不仅包括患者的基本信息、诊疗记录、检验报告等，还包括基因信息、生物特征信息等敏感信息。这些信息对于提高医疗质量、促进科学研究、实现精准医疗等具有重要价值，但同时也面临着泄露、滥用、篡改等风险，可能给个人的隐私权、名誉权、健康权等造成严重损害。在提倡重视科学伦理道德的当下，大数据时代的个人隐私保护必须得到重视，特别是医疗领域的数据，因为它不仅承载医疗对象的健康状态及医学处理过程信息，还涉及大量医疗对象的个体敏感信息，若管理不当，将引发关于个人隐私泄漏和保护的严重社会伦理道德问题。

国际标准化组织（ISO）认为任何涉及已标识或可标识自然人健康情况的个人数据都属于个人健康医疗数据。2020年中国颁布的《信息安全技术 健康医疗数据安全指南》根据数据应用场景和特征把个人健康医疗数据分为六类：个人属性数据、健康状况数据、医疗应用数据、医疗支付数据、卫生资源数据和公共卫生数据。根据数据重要程度、风险级别以及对个人可能造成的损害和影响把数据分成五个级别：第1级数据可完全公开使用，如医院名称、地址、电话等；第2级数据可在较大范围内访问使用，不能识别个人身份，各科室医生经过申请审批可用于研究分析；第3级数据可在中等范围内供访问使用，如未经授权披露，可能对主体造成中等程度损害；第4级数据可在较小范围内供访问使用，如未经授权披露，可能对主体造成高程度损害；第5级数据仅在极小范围且在严格限制条件下供访问使用，如特殊病种（艾滋病、性病）的详细资料。

个人健康医疗数据有四个突出特点：①多样性。医疗数据来源广泛，涉及多种类型，如文本、图像、声音、视频等，格式复杂，结构不一。②敏感性。医疗健康数据涉及个人的身份、健康、家族史等隐私信息，一旦泄露或滥用，可能导致歧视、欺诈、勒索等后果。③时效性。医疗健康数据需要及时更新和共享，以便为患者提供准确有效的诊断和治疗。④关联性。医疗健康数据之间存在着内在的逻辑关系和统计规律，通过分析挖掘，可以发现潜在的知识和价值。

基于上述这些特点，如果不对医疗健康数据的流动和储存做出一些规范限制，那后果难以想象。医疗健康数据的泄露很大程度上会侵害到我们的个人隐私，严重者甚至会威胁到我们自身的生命安全。如孕妇信息泄露，可能带来各种产后恢复、母婴产品、早教课程等商业推销和诈骗，令人不厌其烦，极大扰乱了生活的节奏。除此之外，另一种医疗数据更为隐私，伴随着科学技术的不断发展，个人健康医疗数据得到拓展，部分群体的基因信息被进一步挖掘并以数据形式保存在数据库中，由于基因信息的特殊性，其一旦发生泄漏，后果将不堪设想。若个人基因缺陷被公之于众，随之而来的可能会是对其无止境的羞辱、歧视、人身攻击等，对被泄露人的身心造成极大的危害，甚至会影响到家族和后代的生活，被贴上"基因弱势群体"的标签。2018 年 10 月，科技部公开了 6 份行政处罚单，涉及 5 家公司，1 家医院，处罚原因均与遗传资源数据泄露有关。这些敏感信息一旦发生泄漏，即使发布平台删除了相关信息也并不能阻止它们在网络上的传播，这些信息将会长久地刻在个人"网络档案"中，给个人和家庭带来的伤害是持续的。因此，在享受健康大数据分析、挖掘给医学发展带来进步的同时，决不能忽视对患者隐私数据的保护。

二、对医疗健康数据的监管

随着国内大量健康大数据中心的建立，政府该如何更好地监管及立法保护是亟须思考的问题。2020 年新型冠状病毒肺炎疫情暴发，在疫情防控过程中，大数据技术在追踪疫情传播路径方面发挥了重要作用，但是也确实出现了个人信息随意传播的现象。健康大数据时代，个人健康数据隐私风险更高、泄露的渠道更多，好在 2020 年 10 月十三届全国人大常委会第二十二次会议对《中华人民共和国个人信息保护法（草案）》（以下简称《草案》）进行了第一次审议。《草案》对个人信息保护的规则和制度作出严谨细致、科学完善的规定。一方面，明确规定了自然人的个人信息权益，并以保护个人信息权益作为首要立法目的；另一方面，还对个人信息权益的内容和实现机制以及侵害该权益的民事责任作出具体规定。美国联邦法律是根据《健康保险可携性和责任法案》（HIPAA）管理健康数据隐私的。在过度保护方面，虽然 HIPAA 允许将受保护的健康信息用于医疗保健治疗、运营、支付、公共卫生和执法，但不允许在未经机构审查委员会豁免或患者授权的情况下将受保护的健康信息用于研究。一两部法律法规是远远不够的，未来需要再细分领域，不断出台个人信息保护方面的各种法律法规，对大数据时代如何合理利用个人信息给予界定，以指导和规范利用信息系统处理个人信息的活动。

除了法律法规的限制，从数据储存上还要进行防范。大数据时代下的社交网络数据存储需要大规模基础设施的支撑，大量敏感数据汇集在一起，极易成为黑客们的攻击目标。美国一项研究表明，2013—2017 年共报告了 106 355 237 份（68.9%）患者记录因医疗计划外泄而受到影响，30 760 502 份（19.9%）记录因医院或医疗服务提供者外泄而受到影响，17 299 518 份（11.2%）患者记录因其他原因而受到影响（17 131 045 份商业伙伴记录；6 504 份医疗保健信息交换所记录；161 969 未知）。因此，相关企事业单位要从技术上保护基础设施和网络安全，开发相应的反数据挖掘技术手段。社交网络运营商也应该从管理上杜绝公司内部人员对用户数据的非正当访问，对外限制第三方公司对平台内数据的访问及相应的授权公司能够访问的数据对象范围，来加强数据的可控性。俗话说"解铃还须系铃人"，要从认识上增强用户的隐私保护意识，让大众了解数据的价值，并意识到数据管理不善可能带来的危害，从根源上保护个人的隐私数据。

在大数据驱动的时代，医疗健康数据的隐私保护与道德问题是一个复杂而严肃的议题，需要医疗机构、企业和从业者共同努力，加强对健康数据的保护和合理使用，确保个人健康数据的安全和隐私。同时，也需要相关法律法规的支持和监管，通过建立健全的医疗健康数据管理体系，促进医疗健康数据的合理、安全和道德化使用，确保人们的隐私权益得到有效保障。

参考文献

［1］ SOLANAS A, PATSAKIS C, CONTI M, et al. Smart health：A context-aware health paradigm within smart cities［J］. IEEE Communications Magazine, 2014, 52（8）: 74–81.

［2］ BEDNARSKA-OLEJNICZAK D, OLEJNICZAK J, SVOBODOVá L. Towards a smart and sustainable city with the involvement of public participation—The case of Wroclaw［J］. Sustainability, 2019, 11（2）: 332.

［3］ MAO QIZHENG, MA KEMING, WU JIANGUO, et al. An overview of advances in distributional pattern of urban biodiversity [J]. Acta Ecologica Sinica, 2013, 33 (4): 1051-1064.

[4] 李茵. 面向医院管理的数据驱动决策研究 [D]. 长春: 吉林大学, 2021.

[5] 吴哲元, 王心怡, 郭晓奎, 等. 大数据驱动的全健康决策支持文献研究 [J]. 中国卫生信息管理杂志, 2022, 19 (2): 286-292.

[6] OSOP H, SAHAMA T. Electronic health records: improvement to healthcare decision-making [C]. Proceedings of the 2016 IEEE 18th International Conference on E-Health Networking, Applications and Services (Healthcom), IEEE, 2016: 326-331.

[7] MAHMOUD N, ELBEH H. IRS-T2D: Individualize recommendation system for type 2 diabetes medication based on ontology and SWRL [C]. Proceedings of the 10th International Conference on Informatics and Systems, Giza, Egypt, 2016: 203-209.

[8] DEMERTZIS K, TAKETZIS D, TSIOTAS D, et al. Pandemic analytics by advanced machine learning for improved decision making of COVID-19 crisis [J]. Processes, 2021, 9 (8): 1267.

[9] ESPOSITO D, DIPIERRO G, SONNESSA A, et al. Data-driven epidemic intelligence strategies based on digital proximity tracing technologies in the fight against COVID-19 in cities [J]. Sustainability, 2021, 13 (2): 644.

[10] PILLAI S V, KUMAR R S. The role of data-driven artificial intelligence on COVID-19 disease management in public sphere: a review [J]. Decision, 2021, 48: 375-389.

[11] HALEEM A, JAVAID M, SINGH R P, et al. Telemedicine for healthcare: capabilities, features, barriers, and applications [J]. Sensors International, 2021, 2: 100117.

[12] DORSEY E R, TOPOL E J. Telemedicine 2020 and the next decade [J]. The Lancet, 2020, 395 (10227): 859.

[13] 吕晓娟, 王晓勇, 张麟, 等. 医疗巡诊车数字化解决方案设计及应用 [J]. 中国卫生信息管理杂志, 2018, 15 (3): 304-308.

[14] 池慧, 李亚子, 郭敏江, 等. 中国互联网医院发展报告 (2021) [M]. 北京: 社会科学文献出版社, 2021.

[15] GUO C, ASHRAFIAN H, GHAFUR S, et al. Challenges for the evaluation of digital health solutions—a call for innovative evidence generation approaches [J]. NPJ Digital Medicine, 2020, 3 (1): 110.

[16] 欧阳婷, 杨银凤, 束建华, 等. 健康大数据背景下患者隐私保护意识调查及伦理思考 [J]. 巢湖学院学报, 2020, 22 (6): 91-97, 136.

[17] PRICE W N, COHEN I G. Privacy in the age of medical big data [J]. Nature Medicine, 2019, 25 (1): 37-43.

[18] RONQUILLO J G, ERIK WINTERHOLLER J, CWIKLA K, et al. Health IT, hacking, and cybersecurity: national trends in data breaches of protected health information [J]. JAMIA Open, 2018, 1 (1): 15-19.

第八章 城市经济与健康

由于城市的快速发展和人们生活方式的改变，城市经济和居民健康之间的联系越来越密切。城市经济的发展能够为人们提供良好的就业机会、医疗卫生保障和公共服务，促进人们的身心健康发展。但飞速发展的城市经济也可能会造成环境污染、噪声污染、交通拥堵等问题，进而影响居民的健康。同时，健康的人力资本也是推动城市经济发展的重要因素。因此协调好城市经济与居民健康的关系是极为重要的，一个良好的关系有利于实现城市的可持续发展和居民的全面健康。本章将探讨城市经济与健康之间的关系，并分析其互相促进、协同发展的机制。

第一节　健康与城市经济发展的关系

人是城市经济的主体和灵魂，城市经济的发展离不开人们共同努力进行的开发和建设。建设人民的城市是当前我国新型城镇化的主旋律，体现了人民城市是初心使命的"城市升级版"。这样的概念正是现今政府提倡的尊重人、关心人、爱护人、鼓舞人、激励人的和谐社会理念的重要组成部分。

1.健康对城市经济发展的影响

人的健康是城市经济发展的保证。由于人在城市经济中的决定性地位，因此个体和群体的健康状态不仅关系个人、家庭，更关系到城市经济乃至全社会的发展。一个人的健康出问题，会影响一个人和一个家庭；一群人的健康出问题，会影响一个区域人的健康；一个区域人的健康出了问题，会影响多个区域或整个城市；几个城市的健康出了问题，会影响全国，甚至全球。只有健康的人才能发挥其生产力、创造力和创新能力，才能为经济的繁荣和可持续发展作出贡献。健康的人更有可能参与劳动力市场，因为他们能够更加专注和有效地工作。相比之下，患病或健康状况不佳的人群可能难以胜任工作，导致生产力下降。健康的人口意味着更高的劳动力参与率从而促进城市经济的发展。如果一个国家或地区的劳动力大部分处于健康状态，那么他们便更能够付出较多的劳动，并能够更好地发挥自己的才能。健康的劳动力可以更好地适应工作环境和工作要求，从而提高工作效率和创造性。

　　健康的人口减少了城市在医疗和养老方面的财政支出，节约了社会经济资源。如图 8-1 所示，无准备金的健康退休人员负债和养老金负债之间存在着显著的相关性。如果人们能够在生活中保持健康，减少患病率和残疾率，政府财政就可以将原本计划投入这些资源转投其他领域，如教育、消费和城市基础设施建设等，这将刺激城市内部的消费需求，推动城市的经济增长。

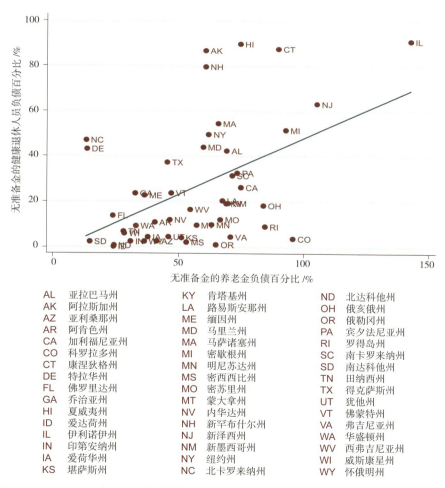

AL	亚拉巴马州	KY	肯塔基州	ND	北达科他州
AK	阿拉斯加州	LA	路易斯安那州	OH	俄亥俄州
AZ	亚利桑那州	ME	缅因州	OR	俄勒冈州
AR	阿肯色州	MD	马里兰州	PA	宾夕法尼亚州
CA	加利福尼亚州	MA	马萨诸塞州	RI	罗得岛州
CO	科罗拉多州	MI	密歇根州	SC	南卡罗来纳州
CT	康涅狄格州	MN	明尼苏达州	SD	南达科他州
DE	特拉华州	MS	密西西比州	TN	田纳西州
FL	佛罗里达州	MO	密苏里州	TX	得克萨斯州
GA	乔治亚州	MT	蒙大拿州	UT	犹他州
HI	夏威夷州	NV	内华达州	VT	佛蒙特州
ID	爱达荷州	NH	新罕布什尔州	VA	弗吉尼亚州
IL	伊利诺伊州	NJ	新泽西州	WA	华盛顿州
IN	印第安纳州	NM	新墨西哥州	WV	西弗吉尼亚州
IA	爱荷华州	NY	纽约州	WI	威斯康星州
KS	堪萨斯州	NC	北卡罗来纳州	WY	怀俄明州

图 8-1　无准备金的退休人员医疗和养老金负债

健康的人口通常会更加注重教育和文化娱乐，他们更有可能将资金投入到教育和文化活动中，从而提高自身素质和技能。这将有助于培养更多的高素质人才，为城市的经济发展提供更强大的人才支持。同时，各类娱乐和消费活动也能激发城市内部的消费市场，促进零售、餐饮、娱乐等行业的繁荣。因此，健康的人口不仅能够减少医疗支出，还能够促进城市内部的消费活动，为城市经济的持续增长注入活力。

健康的城市人口可以吸引更多的投资和人才。一座健康的城市意味着更高的生活质量、更好的工作环境和更低的劳动力流失率，这会吸引更多的企业和人才前来，而且劳动者更有可能会保持稳定的工作状态，这对于企业来说是非常具有吸引力的因素。健康的人口也会带来更少的劳动力缺勤和员工福利支出，这将降低企业的运营成本。另外，大量人才的涌入也将为城市的创新和发展提供更多的动力，促进科技、文化和创意产业的繁荣。因此，健康的城市人口不仅能够吸引更多的投资和企业，还能够为城市带来更多的人才和创新活力，提升城市的整体竞争力和吸引力，有利于促进城市产业的多元化和升级，提升城市的经济竞争力。

2. 城市经济发展对健康的影响

城市经济发展对健康的影响是一个复杂而多维的问题。一方面，城市经济的发展不仅仅是行政区上财富的增加，也提供了更多的就业机会和更高的收入水平，从而改善人们的生活条件，提高健康水平。另一方面，城市经济的发展也会造成环境污染、工作压力增加、生活节奏加快等问题，对人们的健康产生负面影响。图 8-2 展现出瑞典的城市经济发展因素与人们健康水平的相关性。

城市经济的发展改善了人们的生活水平和医疗条件。随着城市经济的增长，城市医疗资源得到进一步的改善和扩充，各级医疗机构的医疗水平和服务质量大大提高，城市居民的健康水平得到了更好的保障。城市经济的发展也有助于提高健康保障和医疗资源的普及程度，促进医疗资源的均衡分配，降低疾病的发生率和提高治愈率；有助于推动医疗技术的进步和创新，促进医疗设备和药品的更新换代。同时，城市经济的发展也吸引了更多的医疗人才和专业人士进入城市，为城市的医疗事业注入了新的活力和动力。

城市经济的发展改善了人们的生活环境。随着城市经济的发展，人们可以更容易地使用各种健康促进设施，如健身房、运动场所、公园的健身器材等。此外，也会有更多的健康促进活动和宣传，如健康讲座、健康体检等，

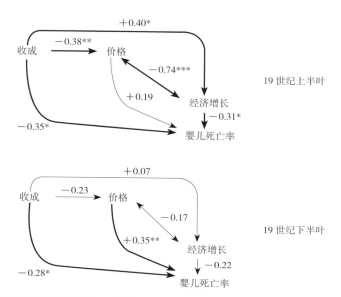

图 8-2 19 世纪瑞典的城市经济发展因素与人们健康水平的相关性

（ * 表示统计学 *P* 值＜ 0.05, ** 表示 *P* 值＜ 0.01, *** 表示 *P* 值＜ 0.001；
粗线表示具有统计意义的相关性）

有助于提高人们对健康的关注度，引导他们养成良好的生活习惯，从而提高人民整体健康水平，大大提高人民的生活质量。在城市经济的提高中，人们可以享受到更多的文化娱乐活动、更好的供水、供电、交通等公共服务和更好的教育资源。同时，工业和农业的转型也减少了对环境的污染，有利于保护生态环境和人民健康。经济的繁荣也为人们提供了更多的就业机会和收入来源，充裕的就业机会也意味着更低的自杀率和心理健康问题。相对较高的收入水平使人们更有动力和积极性去维护自己的健康，舍得购买营养丰富的食品，参加健身和体育活动，提高生活品质。

城市经济的发展也会对人们的健康带来一些负面影响。城市经济的快速发展往往伴随着环境污染和资源消耗加剧。工业生产、交通运输、城市建设等活动都会释放大量的污染物，导致空气、水质等环境恶化，对人们的健康造成威胁。此外，城市生活节奏快、工作压力大，长期处于高压状态也容易导致身心健康问题。因此，城市经济发展必须以环境保护和健康促进为前提。政府部门和企业应该加强环境治理，推动绿色发展，采取措施减少污染物排放，提高资源利用效率。同时，优化城市规划，增加绿地和公共休闲设施，提供更多的户外活动场所，为市民提供舒适的生活环境。另外，也应该重视心理健康问题，通过减轻工作压力、提供心理咨询服务等方式来关注人们的身心健康。

城市经济发展和人们的健康是密不可分的，既有促进健康的作用，也有不利影响。因此，城市发展必须综合考虑健康问题，只有在注重环境保护和健康促进的前提下，采取有效措施来促进健康的城市发展，实现经济与健康的良性互动，城市经济发展才能实现可持续。

3. 城市经济发展与健康的互动机制

城市经济发展和健康之间存在着互相促进、相互依存的机制。城市经济的发展为良好的医疗卫生条件和健康服务创造了条件，政府可以通过增加医疗卫生投入、完善医疗体系、提高医疗人员水平等来改善人民的健康水平。健康的人口为经济发展提供了稳定的劳动力和人力资本，健康的人才更容易获得高效的学习和工作成果，从而提高劳动力和生产力水平，进一步推动经济的发展。城市经济的繁荣可以提供更好的医疗条件和生活环境，从而改善健康水平；同时，健康的人力资本也推动了经济的发展和创新。为了实现经济和健康的双赢，政府、社会和个体应当共同努力，提供良好的医疗保健和健康服务，倡导健康的生活方式，进一步促进经济的繁荣与人民的福祉。图8-3展示了一种以人为本的综合医疗服务概念框架，反映了城市发展和人们医疗服务的联系。

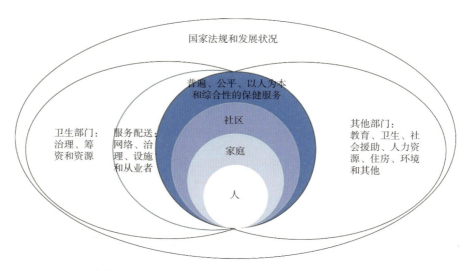

图 8-3　以人为本的综合医疗服务概念框架

城市经济发展与健康之间存在着复杂的互动机制。城市经济的发展对健康产生着积极的和消极的影响，未来在发展过程中，决策者需要注重环境保护、居民心理健康和提高医疗卫生水平等方面，以实现经济与健康的良性互动。只有在注重环境保护和健康促进的前提下，城市经济发展才能实现可持续发展，为人们提供更美好的生活。

第二节　城市贫困、不平等与健康

在传统医学的范畴里，遗传变异、细菌病毒和各种有害物质等会对人们的健康造成危害。对于城市里的公共卫生而言，这个范围还要再扩大——错误的日常行为、糟糕的生活环境、负面的社区文化……当然，也包括贫困。贫困与富裕的差距造成了社会不平等，这种衡量不只是金钱上，也体现在人们的身心健康上，贫困往往意味着疾病，富裕则意味着健康。不良的健康状况对个人的收入没有好处，长此以往，贫困的人会更加贫困。城市贫困所导致的社会健康不平等，既是城市经济发展的阻碍者，也是社会和谐的破坏者，这显然不是城市经济可持续发展的模式。

一、城市人口面临的贫困和不平等

城市贫困是指在城市地区中存在大量生活贫困、收入低微、教育医疗资源匮乏、居住环境恶劣或无法充分享受城市公共服务等问题的现象。城市贫困的产生是多方面原因的综合结果，包括经济结构失衡、社会保障不完善、教育资源不公平等。在城市贫困中，底层群体的财富积累和社会资源分配形成了鲜明的不平等现象，导致社会健康不平等的加剧。城市贫困会导致社会不稳定、治安、健康等一系列社会问题。图8-4揭示出人们社会地位平等和健康之间的因果关系。解决城市贫困需要政府、社会组织和个人共同努力，可通过提供就业机会、改善教育医疗条件、加强社会保障等措施来改善城市贫困现象。

城市不平等是指城市中存在着不同社会群体之间的财富、资源、机会、居住条件等方面的不公平现象。城市不平等主要表现在以下几个方面：

（1）收入和财富不平等。城市中存在着高收入群体和低收入群体之间的巨大收入差距，导致财富分配不均。

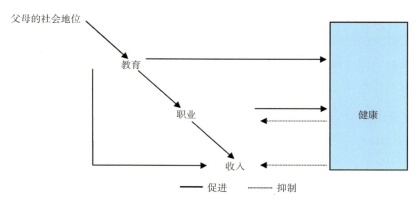

图 8-4　社会地位与健康以及相关的因果机制

（2）居住条件不平等。城市中存在着富人区和贫民窟的差异化居住环境，低收入群体可能面临居住环境恶劣、基础设施不完善等问题。

（3）教育和医疗资源不平等。城市中的教育资源和医疗资源分配不均，富裕地区的学校和医院条件更好，而贫困地区的资源匮乏。表 8-1 详细说明了不同教育程度和年龄的人们在某些疾病后果方面所面临的风险，表 8-2 展示了不同的社会边缘群体所面临的入院风险。

（4）就业机会不平等。城市中一些社会群体可能面临着就业机会不足、职业发展受限等问题。

表 8-1　教育程度在某些疾病后果方面的年龄和性别标准化超额风险

后　　果	风险 /%
长期疾病	+38
长期限制性疾病	+78
因疾病而导致的长期活动限制	+118
因病无法工作	+178
看过全科医生（过去 3 个月）	+12
定期服用药物	+36
看过专科医生（过去 3 个月）	−6
参加过康复治疗（过去 12 个月）	+24

表 8-2　基于社会边缘群体登记数据的入院相对风险

	男　性	女　性
传染性疾病	6.7	12.4
癌症	0.9	0.7
心理疾病	25.3	37.1
残疾	4.6	7.3
所有疾病	2.5	1.8

注：总人群风险 =1。

二、城市贫困和不平等对人的健康的影响

城市不平等会导致社会不稳定、增加社会紧张，影响社会的和谐发展。在这诸多不平等中，影响最大的是社会健康不平等，它是指社会中不同群体之间在健康水平上存在的差异。这种差异可以是因个人经济能力、教育水平、居住环境等多种因素导致的。研究发现，城市贫困地区的人群健康水平普遍较低，这部分人群更容易患有慢性疾病、传染性疾病和心理问题。而高收入阶层在健康保障、医疗服务等方面享有更多的资源和权益，因此他们的健康水平相对较高。这种社会健康不平等的存在，不仅严重影响了底层人群的生活品质，也增加了社会的不稳定因素。

联合国儿童基金会的资料显示，全球超过 7 亿的 5 岁以下儿童中，约 1/3 处于不健康的状态中，至少半数正遭受缺乏必需营养素的"隐性饥饿"。美国最富有的 1% 和最贫穷的 1% 两群人相比较，男性平均预期寿命相差 14 岁，女性相差 10 岁。随着时间的推移，这个差距甚至越来越大——从 2001 到 2014 年的 10 余年间，高收入人群的预期寿命增加 2 岁有余，而低收入人群的增长却不超过 0.32 岁。贫困意味着面临压力、负性情绪和有害环境的危险性增加。贫困者通常睡眠不足，他们往往做双份工作，赚的钱不够支付各种费用，乘坐拥挤的公共交通工具，住在高污染的社区，并在别人的控制下做苦力。即使在灵长类动物中，当感染类似的感冒病毒时，那些控制能力最低的、在社会等级中最底层的，更易受感染。贫困和伴随的压力可以解释这一弱势群体较短的寿命。据美国疾病控制与预防中心的报告显示：2020 年上半年，非裔的平均预期寿命较前一年减少 2.7 岁，下降到 72 岁，是所有群体中下降幅度最大的；白人的平均预期寿命减少 0.8 岁，下降到 78 岁。据美媒

报道，非裔和白人的预期寿命差距扩大到 6 岁，是自 1998 年以来的最大差距。图 8-5 展示出随着父母教育程度的降低，其后代的贫困率会随之升高。

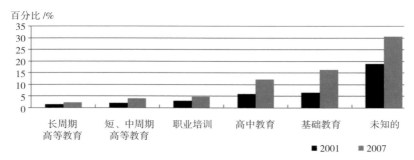

图 8-5 根据父母最高完成教育程度划分的儿童贫困率（0~6 岁儿童的百分比）

　　城市贫困和社会健康不平等之间存在着一个恶性循环：

　　（1）城市贫困导致了社会健康不平等。贫困地区的人群受到经济条件等因素的限制，无法获得良好的医疗保健和健康教育，缺乏医疗资源和健康服务的支持。因此，这使得他们更容易患病和死亡，进一步加剧了社会中的健康不平等现象。

　　（2）城市贫困也与身心健康不平等紧密相连。贫困地区的人群由于长期处于高压和不确定性的环境中，面临身心健康问题的风险更高。这不仅会影响他们的生活质量，还可能加剧就业机会的不平等，限制他们的经济发展，进而加深了城市贫困的程度。

　　（3）城市贫困和社会健康不平等还可能受到社会资本和社会支持的影响。社会资本包括社会关系、社会网络和社区合作等因素。缺乏社会资本和社会支持的贫困地区居民，可能面临更大的困难和挑战，无法获得应有的支持和资源，进一步加剧了社会健康不平等和城市贫困的问题。

　　（4）社会健康不平等加剧了城市贫困的程度。贫困地区居民由于身体健康状况不佳，工作能力下降，无法获得高薪高效的就业机会，进而导致收入不稳定和经济困境的加深。这种贫困状态进一步限制了他们获得良好的医疗保健和健康教育的能力，使得贫困地区的人群陷入了一个恶性循环之中。

　　解决这个问题的关键在于综合治理。需要政府、社会组织和个人共同努力，政府应加大对城市贫困地区的扶贫力度，提高底层人群的生活水平和教育程度，为他们提供更多的就业机会和社会保障。同时，加强城市基础设施建设，改善贫困地区的居住环境，提高公共卫生服务水平，减少贫困对健康不平等的影响。社会组织可以发挥自身优势，参与到贫困群体的帮扶和健康教育工作中，提供多样化的支持和服务。此外，还需要加强全民的健康教育和意识，提高人们对健康的重视和保护意识。通过这些综合措施，打破城市贫困和社会健康不平等的恶性循环，推动社会的可持续发展。城市贫困与社会健康不平等是一个绕不开的话题，它直接关系到社会的稳定与发展。只有通过全社会的共同努力，才能实现城市贫困的缓解和社会健康不平等的减少。

第三节　健康城市的投资回报

一、大健康产业

随着"健康中国"升级为国家战略，健康产业迅速升温。"大健康"便应运而生，它是根据时代发展、社会需求与疾病谱的改变，提出的一种全局的理念。它围绕着人的衣食住行以及人的生老病死，关注各类影响健康的危险因素和误区，提倡自我健康管理，是在对生命全过程全面呵护的理念指导下提出来的。它追求的不仅是个体身体健康，还包含精神、心理、生理、社会、环境、道德等方面的完全健康。它的范畴涉及各类与健康相关的信息、产品和服务，也涉及各类组织为了满足社会的健康需求所采取的行动。在这种大背景下，各地纷纷出台相关政策以扶持大健康产业，金融投资、"地产大鳄"也已闻风而动，加大了对大健康产业的投资，大健康产业无疑是下一个"风口"，十几亿人口健康需求的服务市场面临着井喷式的暴发。

健康城市旨在通过对城市的基础设施、医疗保健、环境质量、社会公平等方面的提高，使居民的生活质量和健康水平得到改善，从而创造一个更加宜居、宜业和宜游的城市环境。投资回报则是指对这些健康城市建设所做的投资所带来的效益和回报，包括经济上的产出、社会上的和谐稳定、环境上的可持续发展等方面的回报。健康城市的投资回报是指对建设和促进健康城市所做的投资而带来的经济、社会和环境等方面的回报。因此，健康城市的投资回报概念是对健康城市建设进行投资所带来的多方面效益和回报的综合评价。

中企顾问网发布的《2023—2029 年中国大健康市场评估与投资分析报告》介绍了大健康行业市场发展环境、大健康整体运行态势和大健康市场竞争格局等，分析了大健康行业市场运行的现状、重点企业经营状况和大健康行业发展趋势与投资预测等。大健康产业的关注度越来越高，相道大健康品牌咨询 CEO 穆林分析了大健康产业之一的医疗健康城备受关注的五个特别因素：

（1）健康城项目不仅仅是商业行为。医疗健康服务业是与民生息息相关的产业，一方面要得力于政策的支持，另一方面要考虑到资源的配套。在兼顾两个核心条件的同时，还要站在市场角度考虑生存与经营发展的问题。

（2）健康城的投资方都是大型企业。由于健康城这类型的项目前期投资大、体积大，从政策到项目本身牵扯的链条繁琐。参与这类投资的往往都是大型集团，通常是以当地政府主导，大型企业牵头，医疗监管部门参与共同推动，因此，这类项目更能得到媒体和社会的关注。

（3）现阶段医疗健康服务资源的稀缺性。新医改推动的是现有医疗资源的配置优化、医疗体制的改革和医疗监管的完善。而医疗健康城是医疗健康服务业的创新形态，是补充医疗资源不足的一种。动辄就是几十万平或上百万平的体积，在医疗服务资源如此稀缺的现状下，对区域的医疗经济影响重大。

（4）健康城发展的参考案例少。健康城的形态涉及政策配套、金融支付、基础建设、项目规划、医疗健康服务、健康商业和生活配套设施等等。其中的业务横跨多个领域，如何将业务属性差异巨大的服务整合到一起，目前在国内还没有成熟的模式。

（5）医疗健康服务创新形态隐藏的经营风险。穆林强调，健康城起源于现阶段医疗资源不足的背景下，发展在医疗资源逐渐完善的阶段中（未来 5 至 10 年），而面临真正竞争将是医疗及信息化更立体的阶段（未来 10 至 20 年）。初期阶段，项目建设和规划很少会兼顾健康城的品牌化运作；而健康城定位、产能规划、金融支付、客户导流、业务链整合、会员服务管理等经营层面问题在初期容易遭到一定的忽视。表 8-3 展示了根据 1980—

表 8-3　整体医疗保健服务的投资回报计算（1980—2000 年）

指标	收益变化			
	年度变化	卫生保健服务收益变化	卫生保健服务收益变化的价值／美元	每投资 1 美元医疗保健服务所得的投资回报／美元
死亡	−470 256 例	−312 720 例	1 251 亿	1.94
平均期望寿命增加值	2.18 年	1.45 年	1 004 亿	1.55

2000 年美国卫生保健服务支出等数据的估算发现，在整体医疗保健服务上每增加 1 美元，就会产生价值 1.55～1.94 美元的健康收益。

二、城市的医疗健康领域蕴含着巨大的投资回报

　　长期来看，医疗健康城的建设对社会来说肯定是利大于弊的，未来 10 至 15 年，医疗健康资源将进入一定程度的饱和或过剩态势，医疗健康城承担的职能不仅仅是医疗健康本身，也将从"生存保障职能"逐渐向"让生活更美好"及"健康生活方式"需求过渡。健康城市的投资回报可以从多个方面来衡量：

　　（1）从经济方面来看，健康城市的投资可以带来显著的经济回报。健康城市的建设可以吸引更多的人才和企业入驻，从而提高城市的吸引力和竞争力。人才和企业往往更倾向于选择生活环境优美、空气清新、交通便利、医疗保健完善、教育资源丰富的城市，这些都是健康城市所具备的特点。健康城市的建设也可以促进相关产业的发展。随着人们健康意识的提高，医疗保健、健身运动、健康食品等相关产业的需求也在不断增加。健康城市的建设可以为这些产业提供更好的发展环境和市场需求，为城市带来更多的经济增长点。此外，健康城市的建设可以通过改善环境质量、提高医疗保健服务水平、推广健康生活方式等方式，减少疾病和健康问题的发生，从而降低医疗支出和医疗成本。

　　（2）从社会方面来看，健康城市的投资可以带来更加和谐、稳定的社会环境，还能提高居民的生活质量，减少疾病和健康问题的发生，从而提高居民的幸福感和满意度。健康城市的建设包括改善环境质量、提供优质医疗保健服务、推广健康生活方式等措施，这些都有利于提升居民的整体健康水平和生活质量。居民在健康的环境中生活，能够更好地享受生活、工作和社交，从而增强社会的幸福感和稳定感。此外，健康城市的建设也可以促进社会公平和包容，减少贫富差距，提高社会和谐度。通过改善基础设施、提供公共服务、推动教育医疗均等化等措施，健康城市可以缩小不同社会群体之间的差距，提升整体社会的公平性和包容性。这有利于增强社会的凝聚力和稳定性，为城市的长期发展奠定良好的社会基础。

　　（3）从环境方面来看，健康城市的投资可以带来更加清洁、美丽的城市环境。健康城市的建设可以改善空气质量、水质量和土壤质量，减少环境污染和垃圾排放，提高城市的生态环境和居住环境。健康城市的建设还可以促

进可持续发展，减少资源浪费和能源消耗，保护自然生态系统。此外，健康城市的建设也为城市旅游提供了更好的环境基础。清洁美丽的城市环境吸引了更多的人外出游玩，而改善的空气和水质量也为游客提供了更健康的旅游环境。健康旅游作为大健康产业的衍生业态，必定也会迎来下一波红利。因此，健康城市的投资不仅改善了城市的生态环境，也为健康旅游业的发展提供了有利条件，极大提升了居民的生活质量，也为城市的可持续发展打下了坚实的基础。

健康城市的投资回报是多方面的，经济效益、社会效益、环境效益等。因此，政府、企业和社会应共同努力，加大对健康城市的投资力度。政府可增加资金投入、出台相关政策；企业可通过技术创新参与建设，获得商业机会；社会各界应积极参与，共同推动健康城市建设。这不仅有利于城市经济发展，也为社会和谐稳定提供基础，同时保护自然生态系统，为城市的可持续发展和人民的幸福生活作出更大的贡献。

第四节　健康产业的创新与就业机会

国家没有任何时刻比现在更关心"健康"，《"健康中国 2030"规划纲要》明确将发展健康产业作为健康中国建设的五大任务之一，并提出将健康产业发展成为国民经济支柱性产业的战略目标。到 2030 年，"健康中国"带来的健康产业市场总规模将超过 16 万亿元，约为 2018 年健康产业市场规模的 2.3 倍。健康产业一直都是一个十分重要的领域，而随着社会和科技的不断发展和进步，医疗健康产业正迎来全新的创新和就业机会。医疗健康产业的创新包括医疗技术、药品研发、网络医疗、健康管理等方面，这些创新为人们的生活提供了更健康和便利的选择，大大提高了生活质量，同时也为这个领域提供了更多的就业机会。图 8-6 为某研究机构提出的四种健康类的创新对健康结果变化的相对重要性分配。

1. 医疗技术的创新

医疗器械和制药行业一直是健康产业的核心，因为这些行业对医疗和药品的质量和效能有着非常高的要求。在这些领域里，许多机构和公司都在不断探索和研发，尤其是随着社会和科技的飞速进展，医疗技术也在不断创新和提升。其中，人工智能技术的发展是令人瞩目的，智能诊断工具和机器人

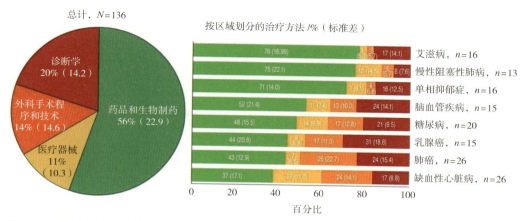

图 8-6 四种创新类别对健康结果变化的相对重要性分配

手术系统的出现使医生的诊断和手术更加精准和高效。相比传统的手术方式，机器人手术系统使用微小的器械和摄像头，能够进行非侵入式手术，对患者身体的损伤更小，恢复时间更快，同时也提升了手术的成功率和安全性。智能诊断工具则通过人工智能算法对数据进行分析，能够更加准确地诊断疾病，并为医生提供治疗方案等信息。

随着社会人口老龄化程度的加深，老年特异性疾病的研究和药物研发也越来越受到关注。在未来，针对老年特异性疾病的药物会越来越多地出现在市场上，比如阿尔茨海默病、帕金森病等神经特异性疾病，或者肿瘤相关的疾病。此外，基因治疗的药物也成为一个活跃的领域。这些药物可以针对基因突变型疾病进行治疗，比如针对神经退行性疾病的基因药物。这些疾病一直以来都是医学领域的难题，尤其是阿尔茨海默病等疾病，严重影响了患者的生活质量，也对家庭造成了很大的负担。因此，基因药物也是未来可深耕的领域之一。

2. 互联网医疗的创新

互联网医疗是医疗健康行业的重要创新之一。通过以互联网技术为基础的互联网医疗平台，人们可以享受到更便捷的医疗服务和医疗咨询。传统的医疗服务通常需要人们亲自前往医院才能得到医生的诊断和治疗，而互联网医疗则打破了时间和空间的限制，人们可以通过在线咨询、远程诊断和远程治疗等方式，获得专业的医疗服务。这种创新方式不仅提高了患者就医的便利性和效率，也为医生提供了更大的服务范围和潜在的患者资源。图 8-7 展示了一种基于物联网和云计算的医疗系统。

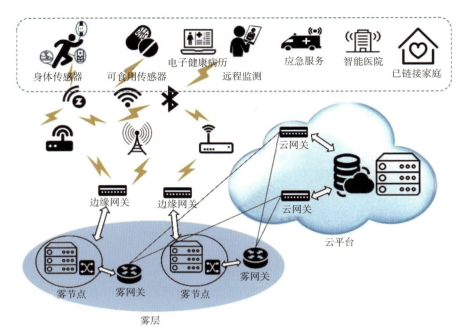

身体传感器　可食用传感器　电子健康病历　远程监测　应急服务　智能医院　已链接家庭

云网关

云网关

云平台

边缘网关　边缘网关

雾节点　雾网关　雾节点　雾网关

雾层

图 8-7　一种基于物联网和云计算的医疗系统

　　互联网医疗还涵盖医疗大数据的分析和应用。随着医疗信息化的推进和数据采集技术的不断发展，庞大的医疗数据储备为疾病预防、个体化治疗和健康管理提供了强有力的支持。利用医疗大数据，医疗机构和研究人员可以进行疾病风险评估、个体化用药、精准医学研究等工作，从而促进疾病的早期发现和治疗效果的提高。

　　在互联网医疗的发展中，虚拟现实技术的应用也引起了广泛关注。虚拟现实技术可以创建逼真的虚拟环境，为康复治疗、医学教育和精神健康治疗等提供了全新的方式。例如，在康复治疗中，虚拟现实技术可以模拟各种情境，帮助患者进行功能恢复和运动训练；在医学教育中，虚拟现实技术可以提供更真实的解剖学教学环境，让学生更直观地学习人体结构；在精神健康治疗中，虚拟现实技术可以提供沉浸式的心理治疗，帮助患者减轻焦虑和恐惧。

3. 医疗健康产业的就业机会

　　随着医疗健康产业的创新，与之而来的是新就业机会，涵盖医生、护士、药剂师、医疗技术人员、医疗设备维护人员、医疗行政管理人员、保险人员、健康教育专家等多个职业领域。随着人口老龄化和医疗科技的不断进步，医疗健康产业的就业需求也在不断增加。

医疗健康行业的创新所带来的新就业机会与科技的发展密切相关。人们要重视互联网相关技能的学习，为新型就业机会做好准备，尽量避免错过医疗技术创新与互联网医疗兴起为行业所带来的机遇。随着人口老龄化程度的加剧和人们对健康的不断追求，医疗服务的需求将持续增加，科技的进步也将为医疗行业带来更多的创新和突破。未来，医疗健康行业将继续保持高速发展，为人们的健康提供更科学、更便捷的服务。无论是在医疗技术研发、互联网医疗、医疗健康管理还是医疗服务等方面，都将有越来越多的创新和就业机会出现。

总之，未来的商机将在医疗健康行业中蓬勃发展。在这些与健康相关的行业中寻找就业机会，既能实现自身的价值，也能为人们提供有价值的产品和服务，不仅有助于满足市场需求，还能够获得可观的经济收益。随着互联网、大数据、人工智能及基因编辑等新技术的不断发展，医疗健康行业被赋予更多的时代特性，相信它还会衍生出更多的新模式、新行业及新业态。

参考文献

[1] WELL D N. Accounting for the effect of health on economic growth[J]. The Quarterly Journal of Economics, 2007, 122(3): 1265-1306.

[2] LUTZ B, SHEINER L. The fiscal stress arising from state and local retiree health obligations[J]. Journal of Health Economics, 2014, 38: 130-146.

[3] GRANADOS J A T, IONIDES E L. The reversal of the relation between economic growth and health progress: Sweden in the 19th and 20th centuries[J]. Journal of health Economics, 2008, 27(3): 544-563.

[4] LIU J, GATZWEILER F W, KUMAR M. An evolutionary complex systems perspective on urban health[J]. Socio-Economic Planning Sciences, 2021, 75: 100815.

[5] DIDERICHSEN F, ANDERSEN I, MANUEL C, et al. Health inequality-determinants and policies[J]. Scandinavian Journal of Public Health, 2012, 40(8_suppl): 6-8.

[6] 舒展, 唐云霞, 肖金光, 等. 贫困人口因贫致病和因病致贫影响因素分析[J]. 中国公共卫生, 2019, 35(8): 953-958.

[7] CHOWELL G, FENIMORE P W, CASTILLO-GARSOW M A, et al. SARS outbreaks in Ontario, Hong Kong and Singapore: the role of diagnosis and isolation as a control mechanism[J]. Journal of Theoretical Biology, 2003, 224(1): 1-8.

[8] CHETTY R, STEPNER M, ABRAHAM S, et al. The association between income and

life expectancy in the United States, 2001–2014 [J]. Jama, 2016, 315 (16): 1750–1766.

[9] Frongillo Jr E A, de Onis M, Hanson K M P. Socioeconomic and demographic factors are associated with worldwide patterns of stunting and wasting of children [J]. The Journal of nutrition, 1997, 127 (12): 2302–2309..

[10] NICHOLS L M, TAYLOR L A. Social determinants as public goods: a new approach to financing key investments in healthy communities [J]. Health Aff, 2018, 37 (8): 1223–1230.

[11] MUSHKIN S J. Health as an investment [J]. Journal of Political Economy, 1962, 70 (5, Part 2): 129–157.

[12] Li Q, Guan X, Wu P, et al. Early transmission dynamics in Wuhan, China, of novel coronavirus-infected pneumonia [J]. New England journal of medicine, 2020, 382 (13): 1199–1207.

[13] LUCE B R, MAUSKOPF J, SLOAN F A, et al. The return on investment in health care: from 1980 to 2000 [J]. Value in Health, 2006, 9 (3): 146–156.

[14] Beesley, C. Compatibility of Urban Edible Landscaping to the Sustainable Sites Initiative's Goals and Design Criteria [D]. The University of Texas at Arlington, 2010. Available from: https://rc.library.uta.edu/uta–ir/handle/10106/5434.

[15] WAMBLE D E, CIARAMETARO M, DUBOIS R. The effect of medical technology innovations on patient outcomes, 1990–2015: results of a physician survey [J]. Journal of Managed Care & Specialty Pharmacy, 2019, 25 (1): 66–71.

[16] DANG L M, PIRAN M J, HAN D, et al. A survey on internet of things and cloud Computing for healthcare [J]. Electronics, 2019, 8 (7): 768.

建设人人可获得的医疗服务 第九章

第一节　医疗设施的分布与可达性

医疗设施的分布和可达性是一个国家或地区医疗卫生系统的重要组成部分。一般来说，医疗设施包括医院、诊所、药店以及各种医疗相关设备等，这些地方或设备的分布和可达性在很大程度上影响着人们的就医选择和医疗质量。在策划医疗设施分布时，需要考虑到人口数量、疾病种类和地理条件等因素。对大型城市来说，一般会有更多更高级的医疗设施存在，且分布广泛，辐射面大；但对农村地区来说，则可能只有基本的医疗设施，存在就医困难的现象。在面对突发事件时，时间就是生命，因此对医疗设施的分布与可达性的研究显得十分重要。本节将从医院、社区卫生服务中心和公共空间的医疗设施三个角度分析如何使医疗卫生系统保证可达性、保障人们的生命安全与健康。

一、医院分布与可达性

医院作为医疗设施中的主体，医疗服务体系的中坚力量，在保障人民群众生命安全和身心健康中发挥着不可或缺的作用。据统计，2020 年我国71% 以上的诊疗服务和 80% 的住院服务由综合医院承担。中共中央全面深化改革委员会第十八次会议指出，推进公立医院高质量发展，加快优质医疗资源扩容和区域均衡布局，是实施健康中国建设战略的重要内容。因此，公共部门需要投入精力来提高医疗设施的可达性和质量，并配合以有效的管理和监管措施来确保医疗设施的运营和服务质量。表 9-1 展示了按经济区所划分的医疗可达性和相关统计数据。

为评估医院空间分布的均衡性和可达性，以及优化区域医疗资源配置和改善卫生服务可达性提供科学决策依据，靳淑雁等人对深圳市 2020 年 85 所综合医院空间分布特征、承载力和空间可达性进行评价。研究发现，即使在综合医院覆盖较好的区域仍存在无法及时就医的建设用地。据此，提出了三条改进意见。

表 9-1　按经济区划分的医疗可达性指数和统计数据

区域划分	泰尔指数[6]	最大距离 /m	最小距离 /m	平均距离 /m
中国东部沿海	0.079 7	9 993.20	506.86	3 220.83
黄河中游	0.192 0	96 727.22	438.63	5 748.64
长江中游	0.062 9	32 468.97	510.06	4 078.45
中国北部沿海	0.044 7	11 559.15	310.85	3 461.91
东北地区	0.122 5	35 012.12	206.00	3 999.14
西北地区	0.314 4	124 734.98	110.80	13 737.53
中国南部沿海	0.164 6	36 858.95	609.25	7 279.33
西南地区	0.099 1	51 692.61	511.70	5 810.23

（1）调整综合医院空间布局，形成全覆盖的医疗服务网络体系，布局应力求公平可达原则。政府部门在优化综合医院可及性时，需综合考虑医院承载力、空间可达性等指标，与实际交通规划相结合，坚持以医疗卫生资源薄弱区域为重点，调整医疗资源布局和总量。在区域医疗资源布局过程中，可考虑采取小规模多院区的模式，提高优质医疗服务覆盖范围和医疗资源利用效率。此外，对于医疗服务能力强、床位多的综合医院，可提升其周边街道的交通便利性，扩大服务辐射范围，实现更多医疗资源共享。

（2）基于城市发展规划，增加医疗卫生投入，优先考虑在医疗资源较匮乏区域扩建或增建综合医院，保障居民的医疗服务需求。城市综合医院的医疗资源配置需基于潜在服务人口的实际医疗需求上，并结合城市发展战略来进一步推进综合医院质量和数量上的发展。在分析居民主要健康问题及其影响因素的基础上，确定居民医疗服务实际利用情况，对于使用效率较高的医院，开展个性化精准政策加快优质医疗资源扩容，合理配置区域医疗资源，促进区域均衡发展。

（3）引导社会办医院与公立医院协调发展，加强提升社会办医院服务质

6　泰尔指数（Theil index）又称泰尔熵标准（Theil's entropy measure）。该指数由计量经济学家亨利·泰尔于 1967 年提出，原是衡量个人之间或者地区间收入差距（或者称不平等度）的指标，用来表示区域经济差异状况。目前已被广泛用于评估不平衡的程度，例如教育资源分配的差异和公共卫生不平等。泰尔指数的值在 0～1 变化，泰尔指数越大，各地区之间的差异越大，表明发展更加不平衡。

量的政策引导。医疗资源薄弱区域应加强社会办医院的引入，尤其是公立医疗机构负荷较大和医疗服务可及性较差的区域。在社会办医院的建设方面，政府部门应注重对社会办高端国际医疗引进政策的调整，提高引进社会办医院的配套设施和卫生专技人员薪酬待遇，提升社会办医院医疗服务水平，加强社会办医院医疗技术和品牌建设。同时，可构建社会办医院之间专业人才流动坐诊的新模式，让卫生人才资源高效流动，实现专业医务人才资源最大化的利用与配置。

　　由于历史和社会经济等因素，深圳、上海、北京等一线城市尚且存在跨区域就医导致患者无法有序且高效地利用原本就稀缺的优质医疗资源的现象，更不用说二线、三线，甚至某些小县城了。因此，未来在考虑医疗资源再分配问题上需要兼顾综合医院的整体医疗水平和服务对象的选择倾向性。图 9-1 展示了这种医疗资源分配上的不平等性。

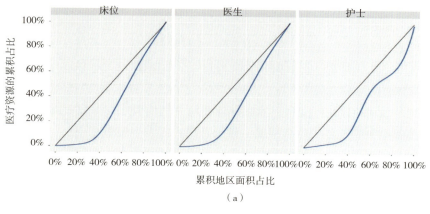

（a）

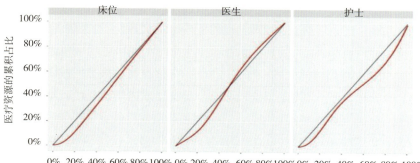

（b）

图 9-1　按地区面积（a）和地区人口（b）分列的床位、医生和护士的洛伦兹曲线（对角线代表理想的平等条件，而曲线代表实际条件）

二、社区卫生服务中心分布与可达性

社区卫生服务中心是社区建设的重要组成部分，是在政府领导、社区参与、上级卫生机构指导下，以基层卫生机构为主体，全科医师为骨干，合理使用社区资源和适宜技术，以人的健康为中心、家庭为单位、社区为范围、需求为导向，以妇女、儿童、老年人、慢性病患者、残疾人、贫困居民等为服务重点，以解决社区主要卫生问题、满足基本卫生服务需求为目的，融预防、医疗、保健、康复、健康教育服务功能等为一体的，有效、经济、方便、综合、连续的基层卫生服务。社区卫生服务有两个显著特点：一方面是服务对象的广泛性；另一方面社区卫生服务的综合性，即预防、治疗、康复和健康促进相结合，院内服务与院外服务相结合，卫生部门与家庭社区服务相结合。所以社区卫生服务是适应医学模式的转变而产生的，是整体医学观在医学实践中的体现。社区卫生服务的主要内容是初级卫生保障，是整个卫生系统中最先与人群接触的那一部分，所以社区卫生服务是卫生体系的基础与核心。

以上海市普陀区为例，截至 2023 年 10 月的调研数据，普陀区区属公立医院 7 家，社区卫生服务中心 12 个，社区卫生服务站 50 个，区属医疗机构千人口床位配置数尚低于上海市卫生健康"十四五"规划预期目标。为更好弥补这一短板，普陀区卫生健康工作党委将"优化医疗资源配置，打造 15 分钟健康服务圈"作为重点课题，新建甘泉社区卫生服务分中心，让就医 15 分钟慢行可达的愿景变为现实。

李早等学者在研究合肥市区二环路以内的社区卫生服务中心时发现，在一环路以内 0 ~ 500 m 服务区域面积覆盖率为 11.2%，而一环路以外二环路以内覆盖率仅为 6.6%（表 9–2）。一环路以内 500 ~ 1 000 m 服务区域面积覆盖率为 41.8%，而一环路以外二环路以内覆盖率为 22.5%，约为前者的一半。当服务半径为 1 500 m 时，一环路内社区卫生服务中心服务区域覆盖情况良好，明显优于一环路以外区域；而一、二环路之间区域，服务区域面积覆盖率为 55.5%，远小于一环路以内的 84.2%。研究结果表明，利用近年来中心城区功能外迁的契机，将闲置校舍、办公楼等改造为社区卫生服务中心，是大幅提升社区卫生服务中心可达性的有力手段。同时，充分考虑功能的集约复合利用，例如社区卫生服务中心可以与社区老年大学、活动中心、街道办事处等结合布置，提高设施复合利用效率的同时，能更好地满足社区老年人对于这些便民设施的适老化需求。

表 9-2　合肥市区 500 m、1 000 m、1 500 m 社区卫生服务中心服务范围覆盖情况

分布情况	一环路以内				一环路以外二环路以内			
	面积 /km²	覆盖率 /%	服务老年人数 / 万人	服务老年人比率 /%	面积 /km²	覆盖率 /%	服务老年人数 / 万人	服务老年人比率 /%
非常便捷（0 ～ 500m）	2.2	11.2	1.23	13.0	5.1	6.6	3.25	8.4
便捷（500 ～ 1 000 m）	8.2	41.8	3.34	35.2	17.4	22.5	10.40	26.9
较为便捷（1 000 ～ 1 500 m）	6.1	31.2	3.63	38.2	20.4	26.4	11.83	30.6
不便捷（1 500m 以上）	3.1	15.8	1.29	13.6	34.3	44.5	13.18	34.1
设施数量	7				18			

三、公共空间的医疗设施分布与可达性

公共空间是指供大众日常生活和社会生活公共使用的室外及室内空间。室外部分包括街道、广场、居住区户外场地、公园、体育场地等；室内部分包括政府机关、学校、图书馆、商场、办公空间、餐饮娱乐场所、酒店民宿等。在中国大约每 2 000 人里有一个人因突发心脏疾病发生死亡。降低心脏性猝死发生率的方法除了心血管手术等措施之外，最行之有效的方法就是在公共场所配置自动体外除颤器（AED），提升院外心脏骤停（OHCA）患者的存活率已被视为越来越重要的优先事项。近年来，我国部分城市 AED 数量增长迅速，但利用率却处于较低水平，部分原因是 AED 部署点位的可达性不高。

石雨萱等学者分析了北京、上海和深圳三个城市的 AED 位置信息，并针对现有的 AED 分布与人口密度存在的不协调问题（图 9-2 和图 9-3），结合城市规划政策提出了 AED 部署的优化建议：

（1）AED 应安装在人流量大、心脏骤停发生率高的场所。放置 AED 的位置要明显，便于查找，出入方便，且不被其他物体阻挡。公共场所以及旅游景区、大型体育场馆、大型商超、影剧院、学校等增加配置 AED 设备。

（2）考虑无人机配送 AED 设备。以上海为例，如果采用固定位置的 AED，则测量 4 分钟内最大往返距离为 200 m，需要 37 623 个 AED，而无人

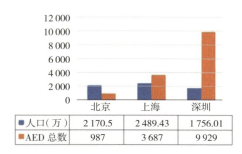

图 9-2　北京、上海、深圳人口和 AED 总数对比

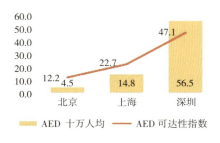

图 9-3　北京、上海、深圳 AED 十万人均和可达性指数对比

机的 4 分钟飞行距离约为 2 km²，其保护面积为 12.96 km²。该市只需 376 个无人机自动装置即可实现全覆盖。无人机 AED 的覆盖范围比固定位置 AED 的覆盖范围高 100 倍。

从医院、社区卫生服务中心和公共空间的医疗设施来看，医疗设施的分布和可达性是一个复杂的综合问题，需要考虑多方面因素，政府和相关部门应该通过深入的规划和投资，以确保各类医疗设施能够公平分布在不同地区，并提供高质量的医疗服务。

第二节　预防性医疗与早期干预

预防性医疗是指以预防疾病为主要目标的医学模式，现在已发展为一门专业学科——预防医学。传统医学主要关注疾病的治疗，在疾病出现后进行诊断和治疗，而预防医学是提前研究内外环境中影响人群健康的各种因素，探索疾病在人群中发生、发展和流行的规律，提出卫生防疫、监测、监督和管理的措施和法规，使人类能在真正合乎卫生要求的环境中工作、学习和生活。预防性医疗和早期干预在现代医学的科学体系中占有越来越重要的地位，并将成为未来医学的主导部分。图 9-4 展示了一种用于改善儿童学习准备状态和预防发育迟缓有效性的分析框架。

预防性医疗有助于人们提前发现潜在的健康风险，及时采取措施，从而减少疾病的发生，进而减轻医疗负担和提高人类生活质量。预防性医疗主要包括以下几个方面：

（1）健康促进和健康教育。通过宣传教育，提高公众对健康生活方式的

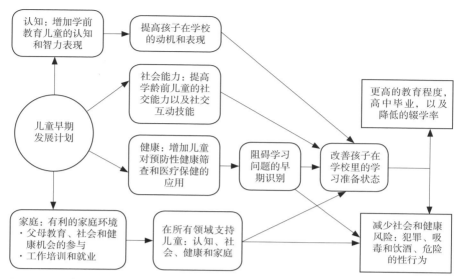

图 9-4　一种用于改善儿童学习准备状态和预防发育迟缓有效性的分析框架

认知，并鼓励人们采取积极的健康行为，如保持均衡的饮食，减少高盐、高糖和高脂肪食物的摄入，增加蔬菜、水果和全谷物的摄入，合理锻炼并保持正常体重，戒烟和限制酒精摄入等，可以降低心血管疾病、糖尿病、高血压等慢性病的风险。

（2）疫苗接种。推广疫苗接种来预防传染病的发生，如麻疹、流感等。疫苗接种通过激活人体免疫系统，提高人体对常见传染病的抵抗力，减少疾病传播和流行的风险。

（3）健康筛查和早期发现。通过定期进行常见疾病的筛查，如癌症、高血压、糖尿病等。妇女可以通过定期的乳腺 X 线检查、妇科癌早期筛查（如宫颈癌筛查和乳腺癌筛查）等来早期发现可能的问题，从而采取相应的预防措施或接受治疗。

（4）高危人群干预。对于已知具有高风险的人群，如家庭遗传疾病的患者、长期暴露于特定危险环境的人群等，可以进行定期检查和个性化的干预策略，以降低患病风险。

（5）心理健康关注。定期关注自身的心理健康，寻求适当的心理咨询或心理治疗，以减轻或预防焦虑、抑郁等心理健康问题。

需要注意的是，具体的预防性医疗措施应根据个人的年龄、性别、健康状况以及家族史等因素进行定制化，建议咨询专业医生以获取更准确的建议。预防胜于治疗，及早采取预防措施可以帮助人们保持身体健康、减少疾病的风险，并提供更加积极的生活方式。同时，人们还应始终保持与医生的沟通和定期随访，以确保个人的预防性医疗计划与整体健康状况保持一致和更新。

早期干预的目标是在疾病发展到严重阶段之前，通过控制风险因素、提供健康教育和采取适当的医疗干预措施，减少疾病的发生和进展，并提高个体和社群的整体健康水平。早期干预可以通过药物治疗、手术、物理治疗或心理干预等方式实施，具体根据患者的病情和需求确定。早期干预主要包括以下几个方面：

（1）癌症早期筛查。定期进行癌症早期筛查可以帮助早期发现潜在的癌症病变。例如，乳腺癌筛查包括定期自检、乳腺 X 线检查或乳房超声检查；结直肠癌筛查可以通过定期进行粪便隐血检查、结肠镜检查或虚拟结肠镜检查来提前发现异常。

（2）心血管疾病干预。通过血压监测、胆固醇和血糖检测等早期干预可以降低心血管疾病的风险。定期进行体检并积极管理潜在的高血压、高胆固醇和糖尿病等慢性疾病，如通过改变饮食和生活方式、药物治疗等途径来控制相关的生理指标。

（3）儿童发育评估。在儿童发育过程中进行早期干预可以帮助发现并处理潜在的发育问题。例如，定期进行婴幼儿的生长发育监测、早期言语和认知能力评估等，以便在发现问题时及早提供相应的早期干预和康复计划。

（4）精神健康干预。早期干预对于精神健康问题尤其重要。例如，在发现早期精神疾病征兆或心理健康问题时，及时寻求专业的心理咨询和治疗，以防止问题进一步加重。

早期干预的好处包括：

（1）提高治愈率。早期干预可以让医生更好地控制疾病的发展，采取更有效的治疗方案，减少疾病对身体的损害以及治疗过程中的并发症，从而提高治愈和康复的机会。

（2）减轻病情。早期干预可以减轻病痛，缓解不适症状以及其对日常生活的影响，使患者能够更好地进行工作和日常活动，提高生活质量，减少疾病对患者心理和情绪的影响。

（3）降低医疗成本。早期干预可以极大程度上避免疾病的进展和复杂化，避免因疾病恶化而导致的更昂贵的治疗费用，从而降低整体医疗成本，减轻患者和医疗系统的经济负担。

（4）预防并发症和后遗症。早期干预有助于降低疾病引发并发症和后遗

症的风险，能够更好地控制疾病的发展，减少疾病对身体的损害，提高治疗
效果。

图 9-5 提出，未来的健康和保健的概念正在朝着个性化预防性健康维护
的概念发展，而不再只关注疾病的治愈。

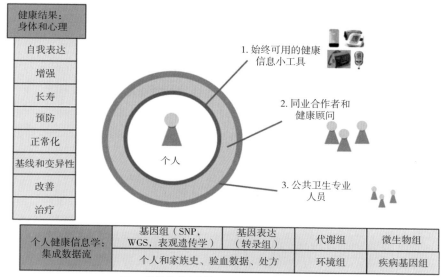

SNP：单核苷酸多态性；WGS：全人类基因组测序。

图 9-5　健康 2050：扩展的健康和医疗保健概念

早期干预意味着改变自然过程。以 2 型糖尿病为例，如果平时运动少，
摄入的能量物质多，容易诱发糖尿病，以后可以出现肾功能损伤，心脑血
管意外等并发症。早期干预可通过改变饮食习惯，必要时药物治疗，通过
限制脂肪和淀粉类食品的摄入，戒烟戒酒，并增加运动量来控制血糖。早
期干预的实施需要医生和患者的共同努力。医生应加强对疾病早期诊断和
治疗方面的专业知识培训，并提供更多的康复支持和建议。个人则应加强
对自身健康的关注，及时就诊和接受治疗。此外，科技进步也为早期干预
提供了新的手段，例如远程医疗和智能医疗应用等，可以更好地实现患者
的健康管理和治疗。

总之，预防性医疗和早期干预是促进公众健康的重要策略和健康管理措
施，有助于降低疾病的发生和对社会的影响。政府应加大对预防性医疗和早
期干预的投入，制定相关政策和措施，推动健康服务体系的建设，增强公众
的健康意识和健康管理能力，从而实现全民健康目标。同时，医疗卫生机构

应加强内部管理，提高医疗技术和服务质量，为患者提供更好的医疗服务。个人也要树立健康意识和生活习惯的意识，保持积极的生活态度，及时接受健康检查和预防性医疗，避免延误治疗。

第三节　健康保险与医疗支出

在庞大的人口规模下，定位于"保基本"的基本医保压力正不断加大。作为我国多层次医疗保障体系的重要组成部分和基本医保的重要补充，商业健康保险被寄予厚望，市场关于其的讨论也日益增多。健康保险是以被保险人的身体为保险标的，保证被保险人在疾病或意外事故所致伤害时的直接费用或间接损失获得补偿的保险，包括医疗意外保险、疾病保险、医疗保险、收入保障保险和长期看护保险等。通常，个人每月向保险公司支付一定金额的保费，以换取在发生医疗费用时能够获得保险公司的赔付。

医疗支出是指个人在获得医疗服务时所支付的费用，包括看病、购买药品、进行手术等医疗费用。对于一些大病或急需手术的情况，医疗支出可能会是一笔巨大的开支，对个人经济造成很大的压力。健康保险的存在可以帮助个人分担医疗支出，减轻个人的经济负担。因此，购买适合自己的健康保险是非常重要的，可以在紧急情况下为个人提供必要的经济支持。同时，也要注意选择适合自己需求的保险计划，以确保在需要时能够得到最大程度的保障。

一、健康险的快速发展

随着"健康中国"上升为国家战略，健康险近年来实现了快速发展，从2013 年至 2020 年，我国健康险年均复合增长率超过了 30%，即便 2020 年受疫情影响，健康险保费收入增速仍达 15.37%。2021 年，全国医院医疗收入 35 249 亿元，基本医保基金支出 24 043 亿元，基本医保基金支出在医院医疗收入中占比 68.21%（图 9-6）。从医保基金和医院收入的对比来看，居民个人仍有较大的自费负担，还需要多层次医疗保障体系作补充，而商业健康险则一直被寄予厚望。可见，商业健康保险可以在高端医疗需求方面能够进一步满足国民需求，对高发特定疾病提供社保外费用的覆盖，为多层次医疗体系作出贡献，提升居民的就医质量和体验。

单位：亿元

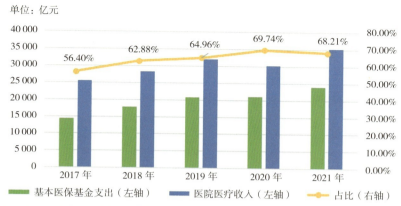

图 9-6　2017—2021 年中国基本医保基金支出和医院医疗收入

资料来源：《2017 年中国卫生和计划生育统计年鉴》《中国卫生健康统计年鉴》。

近年来，医疗资源分配不均和趋于年轻化的中等消费力人群快速增长为中高端医疗险创造了市场趋势。健康险运营数据显示，虽然中高端医疗保险市场目前发展遇到了一些创新瓶颈，但长期增长的趋势不会改变。参照成熟市场产品结构，未来中国的健康险市场格局将以医疗险为主，中高端医疗险比例会更大，同时养老需求的增长会使护理险占到一定比重。

2023 年 9 月 7 日，南开大学金融学院联合小雨伞保险经纪联合发布了《2022 健康与养老保险保障指数测算研究报告》。报告显示，从承保业务支出来看，2017—2019 年，健康保险赔付支出整体呈现上升的趋势，赔付支出增速一直处于 30% 左右的稳定水平（图 9-7）。自新型冠状病毒肺炎疫情

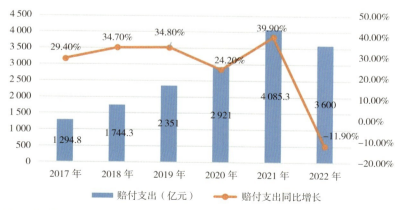

图 9-7　2017—2022 年健康保险赔付支出及同比增长情况

（资料来源：国家金融监督管理总局网站）

暴发以来，健康保险赔付支出波动增大，2021 年受疫情影响和险种结构变化，健康保险赔付支出上升至 4 085.3 亿元，同比增长 39.9%；而 2022 年健康保险赔付支出为 3 600 亿元，同比下降 11.9%，保费增速也从 2020 年开始逐年下降，甚至达到负水平（图 9-8）。年内赔付支出的减少与 2021 年行业赔付支出基数较高以及居民的部分就医需求延后有关。

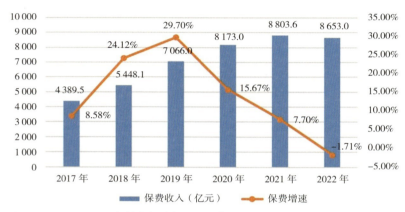

图 9-8　2017—2022 年健康保险保费收入及增速
（资料来源：国家金融监督管理总局网站）

二、健康险的拓展

　　随着科技的发展，健康保险已从线下服务拓展到了线上，互联网健康保险在产品创新与模式创新方面具有天然优势。地方政府与保险公司、互联网平台合作、频频推出"惠民保"医疗险产品。这是一种在百万医疗险的模型基础上，演化而来的惠民型基础百万医疗险，它具有价格低、保障高、杠杆高、健康告知要求低、年龄限制少等特点，它弥补了我国目前医保封顶线低的缺陷。以"京惠保"为例，它为包括城镇职工、城乡居民、公费医疗、一老一小、新农合医保在内的北京市参保人员，提供高额短期补充住院险及其配套的健康管理服务。"京惠保"本质上是一款互联网健康险产品，属于医疗险中的住院险。它不限制被保险人的年龄、职业、健康条件，购买门槛极低，潜在消费者群体广泛。它通过微信公众号营销，采用网上直播来吸引客户、回复咨询，以最低廉的成本和最便捷的营销推广方式，吸引了大量用户，首年参保人数就超过 125 万人次。它与医渡云合作，将海量医疗数据运用在产品的设计与费率厘定上，有效管理客户健康，通过拓展体检、健康咨询、药品采购等其他服务领域提升产品的内在价值，深度挖掘交叉营销机会，实现客户满意度与保费收入同步提升。

在互联网普及的浪潮下，保险企业应当解放思想、创新思维、以人为本、兼容并包、顺势而为、多措并举地借助"互联网"的力量从供给侧、需求侧两方面全面改革创新，实现保险业态的优化升级。政府应当采取积极措施，保持经济可持续发展，稳定物价，维护良好的市场环境，引导健康险服务健康中国战略的落地。另一方面要稳步推进保险产品与互联网高科技底层技术的融合，推进全国医疗数据共享平台的建立，统筹各方面资源，合力研发服务于全行业的高新技术。

第四节　科技在医疗服务中的应用

科技的发展日新月异，深刻影响着我们生活的方方面面。医疗行业作为科技创新的重要领域之一，从智能医疗设备到数字化健康管理，科技正在为医疗行业带来前所未有的变革。

1. 远程医疗服务

远程医疗服务的基本含义和作用见第七章。作为国内远程控制领域的知名品牌，某医疗设备多年来对于远程控制技术在医疗领域的应用积累了丰富的经验和案例，本书以其为例介绍远程控制在医疗领域的原理与应用（图9-9）。

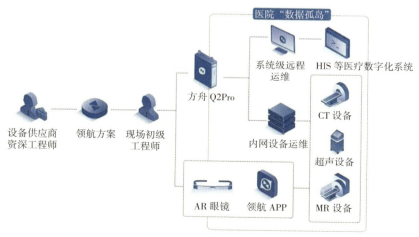

图 9-9　某医疗设备供应商为某三甲医院提供服务的案例拓扑

医疗设备服务商通过搭配远程控制产品，实现对无网医疗设备和医院内网系统的远程维护：只需要将远程控制产品接入设备，网络不接入设备本身，而是接入远程控制产品，就可以实现远程桌面，进行软件层面的调试，其即插即用的属性也能够满足医疗机构的合规需求。如果是硬件层面需要进行调试和维修，现场的驻场工程师可以通过向移动端 APP 或者搭载技术支持方案的 AR 眼镜得到后方技术专家的实时帮助，解决疑难问题。该案例中，远程控制解决方案妥善解决了从软件系统到硬件医疗设备的运维服务需求，在高时效性的同时保证了服务质量，对于该供应商而言成本端也做到了相对可控，实现了"降本增效"。

2. 医疗器械

医学上一直有获取患者身体数据用于诊断和治疗的需求。X 射线、计算机断层扫描（CT）及超声核磁共振成像（MRI）就是用来获取患者身体内部的 3D 图像。与之相对的，三维扫描则是用来获取身体外部的数据信息，包括人体部位 3D 模型、尺寸、体积和表面积等数据。这些信息可以用来为患者个性化定制医疗制品，如假肢、假体、康复护具和矫形支具等。某科技公司的 iReal 三维彩色扫描仪支持无光扫描和暗黑环境扫描，自动去除人体晃动叠层。数据与矫形设计软件、3D 打印及雕刻机无缝对接，完美符合医学领域人体三维扫描的各项要求。

昆明市数字骨科医疗技术中心将 iReal 三维扫描仪运用到了脊柱侧弯的治疗中。据了解，支具矫形是治疗中度特发性脊柱侧弯最有效的保守办法，目前脊柱侧弯支具多为手工定制，生产周期较长。iReal 三维扫描仪与 3D 打印的结合，让支具生产更加高效。患者佩戴定制出的 3D 打印支具相较传统方法制作的支具，更加符合人体工程学，贴合性好，提高了佩戴者的舒适度。

3. 大数据辅助的医疗决策

当前医疗科技领域存在海量、多样的医疗数据，人们借助人工智能算法对多种多样的数据进行分析，可以更好地了解疾病的传播和流行趋势，患者的治疗效果，以及医疗资源的分配情况。李少坤通过对比分析两种算法（表 9-3 和表 9-4）在乳腺癌和心脏病中的应用，寻求最优算法。应用于乳腺癌和心脏病数据分析，通过两方面的比较研究探讨这两种算法的利与弊，为医疗科技的进一步发展提供参考。

表 9-3 SMO 算法与 J48 决策树算法在乳腺癌中的应用对比结果

算 法	SMO 算法（参数改变前）	SMO 算法（参数改变后）	决策树 J48 算法（参数改变前）	决策树 J48 算法（参数改变后）
训练耗时 /s	0.28	0.07	0.05	0.06
此时参数	惩罚系数：1.0；核函数：PolyKernel-E 1.0-C250007	惩罚系数：1.5；核函数：PolyKernel-E 1.0-C250007	置信系数 0.25；最少对象数目：2	置信系数 0.50；最少对象数目：2
不复发召回率	0.851	0.851	0.960	0.915
复发召回率	0.392	0.294	0.271	0.306
平均召回率	0.696	0.685	0.713	0.734
准确率 /%	69.58	65.53	75.52	73.42

表 9-4 SMO 算法与 J48 决策树算法在心脏病中的应用对比结果

算 法	SMO 算法（参数改变前）	SMO 算法（参数改变后）	决策树 J48 算法（参数改变前）	决策树 J48 算法（参数改变后）
训练耗时 /s	0.09	0.06	0.05	0.06
此时参数	惩罚系数：1.0；核函数：PolyKernel-E 1.0-C250007	惩罚系数：1.5；核函数：PolyKernel-E 1.0-C250007	置信系数 0.25；最少对象数目：2	置信系数 0.50；最少对象数目：2
不复发召回率	0.902	0.890	0.799	0.799
复发召回率	0.791	0.784	0.719	0.719
平均召回率	0.851	0.842	0.762	0.762
准确率 /%	85.15	84.16	76.24	76.24

经过对比分析，在乳腺癌的数据计算中，对于平均召回率和准确率来说，J48 都明显高于 SMO；在心脏病的数据计算中，对于平均召回率和准确率来说，SMO 都明显高于 J48。因此，在实际医疗科技应用中，应根据具体实际情况进行人工智能算法的选择，以更好地服务于医疗科技者。

在智能辅助诊疗决策上，张文博等人提出了一种数据驱动下的个性化智能辅助诊疗决策方法。首先基于信息增益熵算法对患者的多个属性行为信息进行特征筛选，得到最优属性集；然后融合专家评价法，得到最优属性集中各属性的权重；最后基于案例推理技术，为目标患者生成相似的历史病历，辅助医生进行个性化精准治疗。

4. 医学教育模式

人工智能语言处理机器人 ChatGPT（Chat Generative Pre-trained Transformer）可以在医学教育领域发挥重要作用，可能的应用包括帮助教师设计个性化教学场景、提升学生临床实际问题解决能力和提升教学研究效率等。随着科技的发展，像 ChatGPT 这样的生成式人工智能模型必然将深入融合到更多医学场景中，并进一步提升医疗服务的效率和质量，让医生有更多的时间与患者沟通交流及实施个性化健康管理。ChatGPT 在医学及医学教育领域的应用广泛，具体可表现为：

（1）帮助医学院教师对医学理论知识进行汇总和深度分析，提升信息获取效率。

（2）在教师的指令下生成具体场景中的临床模拟任务，帮助学生参与解决现实世界的问题。

（3）扩展医学知识边界，更广泛地打破时间和地域的限制，让基层医务工作者同样可以及时接触到最新的循证医学知识，以便为患者提供连续性和同质化的医疗服务和健康管理。

（4）辅助培养医学生自主学习，包括生成医学 3D 图片、及时提供扩展信息等，帮助学生理解医学基础知识。

（5）生成患者案例测试场景帮助医学生提高临床问诊技能，生成个性化学习场景帮助医学生深入理解教学内容，更便捷和快速地进行荟萃分析、获取临床指南等信息。

虽然 ChatGPT 给医学教育带来了诸多好处，但是也要思考几个问题：

（1）由于医学知识和信息获取方式发生了深刻变革，学生不再需要记住所有的医学基础知识，医学生将从死记硬背和信息查找中适度解放出来，所以需要重塑基础医学教育模式和知识技能体系。医学教育应更加关注学生对医学知识内在规律和医学理论逻辑之间的理解能力，重视培养学生的临床思维能力。

（2）自主学习能力是医学生核心胜任力中终身学习的重要能力之一。AI可以帮助学生提高效率，但是学生仍然需要自己把握学习目标、学习内容和学习进度。在教学过程中，教师应该培养学生驾驭 AI 工具的能力，引导学生对 AI 工具进行审视，以防止缺乏甄别的滥用和依赖。

（3）AI 可以提供辅助诊断或识别医学图像，但无法代替医生亲自对患者的照护。在医学教育阶段应对不同专业的学生进行针对性培养，对外科性质的医学生，应将培养重点拓展到对 AI 操作技术手段的使用。

（4）目前 ChatGPT 只能根据互联网知识生成通识性内容，在结合患者个体特征进行预判时常会产生概念偏差。一名优秀的医生可以综合患者个体基因分型、生理特征、行为习惯、心理特征、人口学特征、社会环境特征和所处的自然环境特征等，对诊疗策略、治疗方式及连续性护理方式进行精细化判断。

（5）AI 发展得再高级，一定时期内难以像人一样感知特定人文环境中涉及人与人关系的个人身心状态，更无法代替人和人之间的共情交流。未来的医学教育应更重视培养学生具备医学人文关怀的能力，重点引导学生关心"人之为人"的精神问题，注重自我与他人精神的发展；引导学生加强对人性的关注和理解，从人的自身需求、人的欲望出发，满足人的需求，维护人的利益，从而达到对人权的基本尊重。

科技在医疗服务中的应用对医疗行业产生了深远的影响。科学技术的应用不仅提高了医疗服务的质量和效率，还为患者提供了更好的医疗体验。随着科技的不断进步，相信在不久的将来，人们可以看到更多的创新技术在医疗服务中的应用，为医疗行业带来更多的进步和改变。

参考文献

［1］ YIN C, HE Q, LIU Y, et al. Inequality of public health and its role in spatial accessibility to medical facilities in China［J］. Applied Geography, 2018, 92: 50–62.

［2］ 国家统计局. 中国统计年鉴［M］. 北京：中国统计出版社, 2021.

［3］ 靳淑雁, 余佳芮, 韩阿珠, 等. 深圳市医疗资源配置与卫生服务可及性研究［J］. 中国医院, 2023, 27（2）: 38–41.

［4］ ZHU L, ZHONG S, TU W, et al. Assessing spatial accessibility to medical resources at the community level in Shenzhen, China［J］. International Journal of Environment Research and Public Health, 2019, 16（2）: 242.

［5］ DADVAND P, DE NAZELLE A, FIGUERAS F, et al. Green space, health inequality and pregnancy［J］. Environment International, 2012, 40: 110–115.

［6］ 李早, 杜梓宁, 邓康, 等. 可达性视角下社区卫生服务中心适老化布局研究［J］. 合肥工业大学学报（社会科学版）, 2022, 36（3）: 138–144.

［7］ 党晨睿, 李欣, 吴江楠. 健康中国战略视角下急救医疗设施的空间分布研究——以南京市 AED 设施为例［J］. 经济师, 2023,（11）: 133–134, 6.

［8］ 石雨萱,王天梅.基于 I-Ga2SFCA 算法的城市 AED 空间可达性研究——以北京,上海,深圳为例［C］.第十七届（2022）中国管理学年会论文集,中国江苏南京,2022.

［9］ ANDERSON L M, SHINN C, FULLILOVE M T, et al. The effectiveness of early childhood development programs: A systematic review［J］. American Journal of Preventive Medicine, 2003, 24（3, Supplement）: 32-46.

［10］ SWAN M. Health 2050: The realization of personalized medicine through crowdsourcing, the quantified self, and the participatory biocitizen［J］. Journal of Personalized Medicine, 2012, 2（3）: 93-118.

［11］ CHEN BO, LU SHAOWEI, LI SHAONING. Dynamic analysis of $PM_{2.5}$ concentrations in urban forests in Beijing for various weather conditions［J］. Acta Ecologica Sinica, 2016, 36（5）: 10. 5846/stxb201408021543.

［12］ WANG XIAOLEI, WANG CHENG. Research status and prospects on functions of urban forests in regulating the air particulate matter［J］. Acta Ecologica Sinica, 2014, 34（8）1910-1921.

［13］ LIU CHANG, XU NING, SONG JINGDA, et al. Research on visitors' thermal sensation and space choices in an urban forest park［J］. Acta Ecologica Sinica, 2017, 37（10）: 10. 5846/stxb201611252416..

［14］ 刘雅楠.互联网对我国健康保险发展的影响研究［D］.北京:对外经济贸易大学,2021.

［15］ DE LA BARRERA F, RUBIO P, BANZHAF E. The value of vegetation cover for ecosystem services in the suburban context［J］. Urban Forestry & Urban Greening, 2016, 16: 110-122.

［16］ 思看科技 iReal 三维扫描仪在医疗健康领域中的应用［J］.现代制造,2021,（4）: 54-55.

［17］ 李少坤.SMO算法与决策树算法在医疗科技应用中的对比研究［J］.中国高新科技,2019,（1）: 127-128.

［18］ 张文博,陈希.数据驱动下的个性化智能辅助诊疗决策方法［C］,第十五届（2020）中国管理学年会,中国四川成都,2020.

［19］ LEE H. The rise of ChatGPT: Exploring its potential in medical education［J］. Anatomical sciences education, 2023.

［20］ WARTMAN S A, COMBS C D. Reimagining medical education in the age of AI［J］. AMA journal of ethics, 2019, 21（2）: 146-152.

［21］ EYSENBACH G. The role of ChatGPT, generative language models, and artificial intelligence in medical education: a conversation with ChatGPT and a call for papers［J］. JMIR Medical Education, 2023, 9（1）: e46885.

［22］ 瞿星,杨金铭,陈滔,等.ChatGPT对医学教育模式改变的思考［J］.四川大学学报（医学版）,2023,54（5）: 937-940.

呼吸之困：城市环境与 过敏应对策略

近几十年来，过敏性疾病的发病率呈现出持续上升趋势。世界卫生组织指出，过敏性疾病已经或正在影响着全球 30%～40% 的人口。据估计，到 2050 年全球 50% 的人口将患过敏性疾病，已成为全球性的健康问题。我国过敏性疾病的患病率也呈现出明显的增长趋势。最新的中国肺健康研究结果显示，目前我国 20 岁及以上人群的哮喘总患病率为 4.2%，约有 4 570 万成年哮喘患者。环境因素和遗传因素在过敏性疾病的发生发展中都起到了非常重要的作用。过敏性疾病具有一定的遗传易感性，但患病率的快速增长，单纯的遗传因素已无法对此作出全面解释。各种环境因素都参与了过敏性疾病的发生发展，如空气污染、病原微生物、过敏原和饮食因素等。

本章先对中国呼吸道过敏变化进行时空上的分析，然后分析其背后的与城市环境之间的关联，最终提出完整的应对策略。

第一节　呼吸道过敏季的时空分布

一、过敏就在身边

过敏是现代社会最常见的疾病，似乎人人都有过类似经验，通俗理解就是当人体接收到特定的小分子外来物，身体的免疫系统就会本能地排斥异物，出现一系列免疫反应，外在表现为头晕、打喷嚏甚至呼吸困难等。世界卫生组织报道，全球范围内，约有 2.5 亿人有食物过敏症，3 亿人患有哮喘，4 亿人有鼻炎，总人口中 1/10 有药物过敏反应。过敏性疾病由于发病率高，带给患者的困扰较大，已被列为全球第六大慢性疾病。世界卫生组织也已经把过敏性疾病列为 21 世纪重点研究和防治的疾病之一。常见的过敏性疾病包括变应性鼻炎、过敏性哮喘、特应性皮炎、荨麻疹、湿疹、过敏性结膜炎等。过敏性疾病具有自然进程，在特定的年龄阶段先后出现特征性的过敏症状。过敏大部分都不致命，但也有可能出现急性呼吸困难等危及人性命的症状。呼吸道过敏有变应性鼻炎、花粉热、哮喘等类型，表现症状为打喷嚏、鼻塞鼻痒、胸闷、气喘、呼吸困难等。呼吸道过敏除了个人体质上的原因以外，主要还是由于吸入空气中的粉尘、孢子和动物毛屑等微型颗粒物引起。

中国具有典型的季风气候，同时分布有干旱区和高山高寒区。这样由于气候不同，地理位置也不相同，也造就了中国各大城市千变万化的气候。气候在城市尺度表现为温湿度的变化，直接关系到了花粉的致敏性和花的生长周期。

二、以氯雷他定和氯苯那敏药物用量描述中国典型城市呼吸道过敏时空分布

过敏性疾病的药物治疗主要为抗组胺药、糖皮质激素、抗白三烯等药品，而呼吸道过敏则以抗组胺药物为主。因此本节通过 2018—2021 年中国典型城市所有三甲医院氯雷他定和氯苯那敏的用药量来重现中国的呼吸道过敏季的时空分布。

首先对氯雷他定和氯苯那敏进行一个初步的了解：氯雷他定是第二代的抗组胺药物，常用于治疗过敏症状。用于变应性鼻炎、急性或慢性荨麻疹、过敏性结膜炎、花粉症及其他过敏性皮肤病。氯苯那敏是在预防过敏性疾病如鼻炎和荨麻疹症状时使用的第一代烷基胺抗组胺药，可用于变应性鼻炎、感冒和鼻窦炎及过敏性皮肤疾患。

氯苯那敏药物 2019—2021 年每年用药量整体上呈现南高北低的现象。2020 年全年的用药量相比 2019 年有着明显下降，推测可能是由于 2020 年新冠大流行使得大量人口被隔离在家，较少受到来自室外过敏原的影响。而2021 年相比于 2019 年，用药量分布格局未出现明显变化。南高北低的格局则似乎强烈地提醒人们过敏的原因有所不同，事实的确如此。在北方，内蒙古草原地区花粉数量巨大，每年到夏末秋初的时候，变应性鼻炎的患者就会明显增多。草花粉影响了整个西北地区，尤其是内蒙古、甘肃、青海、陕北，也包括受影响的山西、北京、河北等省市，影响范围广，季节性强。南方地区则以尘螨为主要过敏原，受气候条件影响大。

从分地区的氯苯那敏用药量季节分布来看，图 10-1 是 2018 年冬季至2021 年秋季逐季的用药量变化图。我国北方在 2019 年秋冬季节的用药量有明显提升，两季北方城市的用药量中位数分别为 36 200 L 和 43 000 L。南方

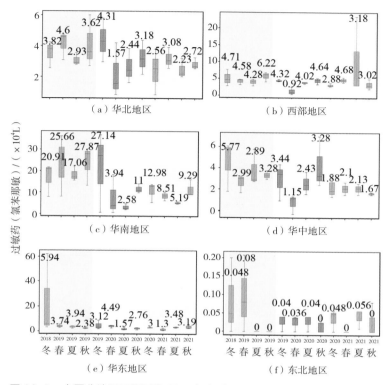

图 10-1　中国分地区三甲医院 2018 年冬季至 2021 年秋季的氯苯那敏用药量时序变化

城市则相比于东部、中部、西部城市整体上用药量高许多，其只在夏季有较为少量的下降。

　　将每个典型城市的 2018 年冬季至 2021 年秋季典型城市的氯苯那敏季节性时序变化表示出来，发现与分地区的情况有些不同（图 10-2）。北方城市中北京和天津位置由于更加靠北，相比于太原和石家庄，容易受到内蒙古草原的影响，因而用药量相对较高。南方城市中广州则"一枝独秀"，远远超过了南宁和福建。东部城市整体氯苯那敏用药量都非常少，未表现出明显的季节性的时序变化。西部城市如成都和昆明则表现出明显的春夏秋冬逐季递增的趋势。东北部城市如长春和哈尔滨整体用药量不超过 10 000 L，甚至个别季节出现了用药量为零的情况。

　　实际上，将这三年 12 个城市的氯苯那敏用药量逐月作线性拟合，大致能够发现氯苯那敏用药量逐渐下降的趋势（图 10-3）。这一定程度上反映了过敏人群的下降，当然也不排除药品本身市场的因素和人们健康意识的提高使得人们有意识地去医院就诊。

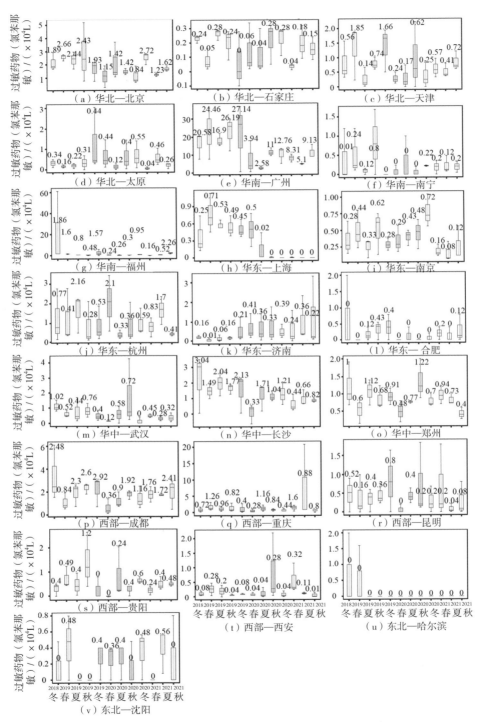

图 10-2　2018 年冬季至 2021 年秋季中国典型城市的氯苯那敏季节性时序变化

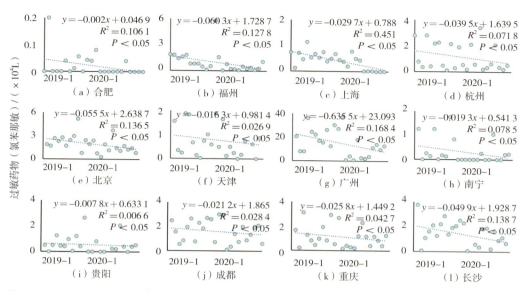

图 10-3 中国典型城市三甲医院 2019 年、2020 年的氯苯那敏用药量线性拟合结果

与图 10-1 相比，其他条件不变，图 10-4 将氯苯那敏和氯雷他定用药量按照 0.3 和 0.7 的比例进行加权求和。可以发现北方城市整体的过敏用药量相比于未加权，2019 年夏季用药量反而比春季高。南方城市和中部城市整体的过敏用药量相比于未加权求和的结果，2019 年冬季用药量有较为明显的下降。东部城市自 2019 年冬季以来呈现出逐渐上升的趋势。

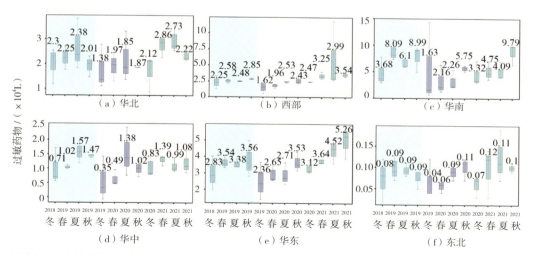

图 10-4 中国分地区三甲医院 2018 年冬季至 2021 年秋季的氯苯那敏用药量时序变化
（总和加权氯苯那敏 0.3 + 氯雷他定 0.7）

本节试图通过呼吸道过敏常用药氯苯那敏和氯雷他定在中国典型城市三甲医院的用药量再现中国典型城市人群过敏患病率的时空变化。可以得出以下结论：

（1）南北方城市呼吸道过敏发生率显著不同，南方整体上高于北方，并且表现出完全不同的时序变化。夏季是北方城市人群的过敏高发季，而南方城市人群过敏更加集中在秋季。

（2）东北部城市则整体上表现出较低的过敏发生率，并在春夏等温度回暖的季节发生率才稍有回升。

（3）中国典型城市三甲医院氯苯那敏用药量在 2019—2021 年这三年时间内整体上趋于下降。但在经过和氯雷他定加权之后的结果显现出上升的趋势，这可能与过敏药市场变化有关。

第二节　呼吸道过敏与城市环境变化

一、"花粉围城"

城市人群过敏与农村有所不同，前文已经提到呼吸道过敏有诸多诱发因素，遗传因素、过敏原及环境因素都是重要致病原因。例如在中国北方，3 月至 5 月主要是各种各样的树木花粉引发过敏，比较常见的是柏树、桦树、梧桐、白蜡树花粉等。从 7 月到 10 月底，则主要是杂草花粉，各种各样的野草播粉量巨大，有些可以引起严重症状。在城市化进程中，钢筋水泥造成的地面硬化，使得各种花粉和柳絮不易附着在土地表面而到处传播，这也被称作"花粉围城"。典型的表现就是每年春天席卷北京的杨絮，是春日里的一道奇观，更令不少过敏者苦不堪言。这样也就一定程度上解释了为什么城市里过敏发生率要远远超过农村。实际表现也确实如此，与农村儿童相比，城市儿童患哮喘、变应性鼻炎、湿疹等特应性疾病的风险更高。

图 10-5 是丹麦哥本哈根大学所设计的一项实验，其对生活在农村和城市的婴儿进行跟踪随访，在他们出生后第一年的不同时间检测了气道和肠道微生物群，以及免疫标志物浓度；并在 6 岁时，对其哮喘、湿疹和变应性鼻炎进行了前瞻性诊断。结果发现与农村环境相比，在城市度过第一年的儿童在 6 岁时哮喘、变应性鼻炎和空气过敏原致敏的发生率更高，其患病率分别为 26.6%、34.6% 和 8.6%。调整生活方式特征后，城市中婴儿的哮喘和空气过敏原致敏的概率增加。

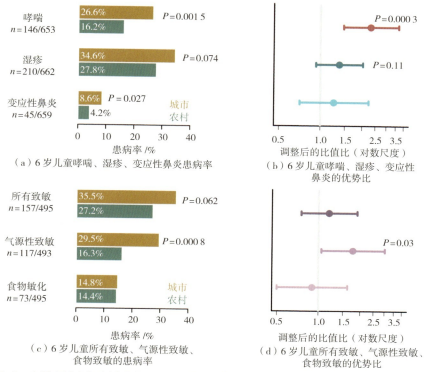

图 10-5 生活在城市和农村环境中的儿童在 6 岁时的相关疾病粗略患病率及优势比

二、影响花粉致敏的各类因素

气候的变化在城市尺度表现为温湿度的变化。温湿度变化极大地影响到花粉、柳絮的致敏性以及其传播速度。其中，温度作为一种重要的气候条件，能够影响冬季寒冷小时数和春季无霜天数，因而可能对整个花粉季节的进程产生影响，包括花粉季起始日期、花粉播散高峰日期、花粉季结束日期和整个花粉季的持续时长。以一种春季常见的致敏花粉，桦树花粉为例，无霜天数[7]和生长度日都是与桦树花粉季节的时间和长度相关的重要气候因素。一些研究已经表明，花粉季节长度的变化与无霜天数的变化呈正相关，生长度日的变化与花粉季节平均开始日期的变化呈负相关。随着全球变暖的持续加剧，北半球多种致敏植物花粉季持续时间的延长及花粉量的增加和温度持续上升也有着显著的正相关关系。在一些特定的观测地点，花粉季持续时间

---

[7] 无霜天数被定义为春季最后一个霜冻日和秋季第一个霜冻日之间的间隔。生长度日是用于表示热时间（累积热量）的指数，通过从日平均温度中减去基本温度来计算。

随着时间推移而延长，平均每年增加 0.9 天。另有研究显示，在高温下生长的树木花粉的致敏性增强，即在同样的花粉浓度条件下，更容易引发人体产生过敏症状。

而另一种气候条件——降水，对致敏花粉播散的影响比较复杂，与降水的时长及强度有关。短期强降水因为打湿花粉并使其沉降，可显著降低空气中的花粉浓度；但长期累积降水可能有利于某些植物生长，而不利于另一些植物的生长，因此对花粉产量的影响会因植物喜水特性不同而不同。随着降水量的增加，部分树木的花粉季开始时间会延后，而牧草花粉季的持续时间会延长。有学者发现，桦树花粉可以在高温和高湿度的环境中破裂，然后从 30 nm 到 4 μm 的微小花粉碎片形成的气溶胶可随风传播，这些花粉碎片有可能渗透到过敏患者的外周气道，引起哮喘等过敏反应。

交通系统、工业所排放的废气导致城市内部的空气遭到严重污染。空气污染在过敏性疾病的起病、急性加重和免疫失衡等方面均扮演着重要的角色，引起了广泛的关注。具体的环境因素包含 CO_2 浓度的上升，这会直接使得豚草等花草花粉的致敏性更强，使季节性过敏的严重程度和患病率逐年增加。局部臭氧的浓度也会增加，使花粉的致敏性增强，从而导致这个地区的变应性鼻炎和过敏性哮喘的患病率增加。多项荟萃分析证实了空气污染物（$PM_{2.5}$、PM_{10}、NO_2、SO_2 和 O_3）暴露与过敏性疾病患病率之间呈明显正相关，表明空气污染物暴露是诱发过敏性疾病的重要危险因素。一项全球性的研究估计，2015 年全球因 O_3 和 $PM_{2.5}$ 暴露引起的哮喘急诊就医次数分别高达 900 万 ~ 2 300 万次和 500 万 ~ 1 000 万次。我国一项纳入 6 个城市 30 759 名儿童的研究显示，$PM_{2.5}$ 浓度增加与变应性鼻炎和哮喘的诊断呈正相关，表明长期接触 $PM_{2.5}$ 可能会增加我国学龄前儿童患过敏性疾病的风险。大量国内外的研究表明，孕期和生命早期空气污染物的暴露可增加儿童喘息与哮喘的发病风险。越来越多的数据证实，空气污染暴露会诱发和（或）加重过敏性疾病的症状，增加过敏性疾病急诊就医和住院治疗的频率，强调需要特别重视空气污染在过敏性疾病发生发展中的作用。

另外也不排除空气污染物会与花粉等过敏原存在正相关的协同作用，强化过敏反应。一方面，真菌和花粉颗粒可以组成空气中的颗粒污染物；另一方面，空气污染物可通过多种机制增强吸入性过敏原的致敏，如通过直接影响呼吸道上皮通透性来影响过敏原的致敏性，通过化学修饰或作为免疫佐剂增加过敏原的抗原性等。

城市环境暴露与过敏性疾病的发生发展密切相关，环境控制是过敏性疾病管理的重要组成部分。空气污染在呼吸道过敏性疾病中的作用机制复杂，仍需进一步研究。但不可否认的是，认真治理空气污染问题，向碳排放目标前进减缓全球变暖的进程，将会使我们的城市环境变得更加宜人。

第三节　应对来自城市环境的健康挑战

综合前两节分析来看，呼吸道过敏高发与城市环境密不可分。以呼吸道过敏中最为常见的花粉过敏为例，本节提出应对花粉过敏的城市环境治理建议。

结合花粉过敏的五大特点——季节性、地域性、反复性、有效性、快速性，剖析其特点并提出对策。

花粉过敏具有很强的季节性，这通常与植物的开花季节相一致。不同地区的花粉过敏季节可能有所不同，取决于当地的气候和植被。一般来说，北方地区花粉过敏有两个高峰期——春秋两季，部分地区的夏季也存在较高浓度的致敏花粉，而南方地区的花粉过敏季节主要在春季和夏季。

过敏现象虽然是偶然的，但过敏一旦发生，这种机制就不会再离开身体。或者说，在身体的免疫系统里，藏着一套敏感机制，时刻准备着，只要一接触过敏原，它就自动发生，呈现出过敏症状。过敏就是这样，只要身体里有敏感机制，它就会如影随形，无所不在。假如它一定要来，作为防护者，人们需要做到：

（1）做好防护。外出穿长袖衣服，佩戴 KN95 口罩、护目镜，或头部罩一个纱巾。

（2）减少外出。尤其在干燥多风、花粉浓度高的春秋季，外出回家后更换外衣，清洗颜面、鼻腔、眼睛等容易滞留花粉的部位。

（3）常备药物。花粉季到来前 2 周左右开始预防性用药（如鼻用激素喷剂、白三烯受体调节剂等），可以减轻过敏症状。花粉季使用花粉阻隔剂，保护鼻黏膜避免接触花粉。外出时最好带些抗过敏药物，如氯雷他定、西替利嗪及依巴斯汀等。

花粉过敏的季节性通常与地域性相关联，不同地区的主要过敏原也有不同。例如，美国以豚草为主，欧洲以牧草为主。中国北方以蒿草和葎草为主，而在上海、武汉、南京，主要的过敏原是法国梧桐。这种名字听起来有点浪漫的树木，学名叫"二球悬铃木"，它们所散发的大量花粉，成为上述城市每年春季过敏症流行的原因。而在更南方的广州，引起人们过敏症发作的，则以木麻黄、苋草花粉等比较常见。就好比一个北京的花粉过敏患者，在夏秋季节不宜去陕西、内蒙古，越往西北地区，花粉浓度越高，过敏越严重，只能往南走。因此，有些花粉过敏患者应根据自己的过敏原选择合适的居住地或旅行地，避免接触过敏原。有些患者甚至选择移民到其他国家，以减轻过敏症状。这种"大搬家"甚至成了"治疗"花粉过敏的一个无奈的"疗法"，而且往往还非常有效。

针对花粉过敏的季节性和地域性，城市环境的改善可从以下五个方面进行：

（1）在城市绿化规划中，合理选择植物品种，多选用虫媒花植物，如榆叶梅、迎春花、玉兰、桃、樱花、海棠、月季、杜鹃等，少选用风媒花植物，如法国梧桐、沙蒿、豚草等，避免引入或过度栽培高致敏性的花粉植物。

（2）在城市绿化布局中，注意控制花粉致敏植物的分布和密度，将其远离人口密集的区域，如学校、医院、居民区等，避免成片栽植致敏树种及植物，尽可能通过草坪、落叶等覆盖地表，提高城市森林绿地的飞絮和花粉附着、滞留能力。

（3）在城市绿化管理中，加强花粉植物的修剪、清扫、浇水等工作，减少花粉的产生和飘散，尤其是在花粉高峰期，要及时清理路面、公园、广场等地的落花和飞絮，以降低花粉浓度。

（4）在城市绿化服务中，建立花粉监测和预报系统，及时发布花粉指数和预警信息，引导市民根据自身情况采取防护措施，如戴口罩、眼镜、帽子，减少外出，注意清洁等，以减轻过敏症状。实际上，中国气象早已发布花粉指数监测预警等服务，但因为监测体系过于庞大和花粉过敏的复杂性、易变性，导致检测效果往往不佳。因此，应加快研究制定过敏性疾病防治专项行动计划，加强过敏性疾病及其危险因素的监测，从预防、干预、治疗等方面规范引导学科发展，促进过敏性疾病的有效防治。特别是对重点地区和敏感人群进行跟踪和定点观测，同步开展大范围流行病学及病原学调查。

（5）在城市绿化宣传中，加强花粉过敏的科普教育，增强市民的花粉过敏防护意识和能力，同时与卫生、医疗等部门合作，为花粉过敏患者提供及时有效的诊断和治疗，以提高生活质量。

花粉过敏同时具有反复性和有效性，反复性指花粉过敏每年都发生，可谓"不治之症"；有效性则是指用药效果好，立竿见影，这种有效性甚至可以类比到独特的"疗法"上，体现在离开居住地马上好转。

参考文献

［1］ PAWANKAR R, BAENA-CAGNANI C E, BOUSQUET J, et al. State of world allergy report 2008: allergy and chronic respiratory diseases［J］. The World Allergy Organization Journal, 2008, 1（6 Suppl）: s4–s17.

［2］ CHENG L, CHEN J, FU Q, et al. Chinese society of allergy guidelines for diagnosis and treatment of allergic rhinitis［J］. Allergy, Asthma & Immunology Research, 2018, 10（4）: 300–353.

［3］ HUANG K, YANG T, XU J, et al. Prevalence, risk factors, and management of asthma in China: a national cross-sectional study［J］. The Lancet, 2019, 394（10196）: 407–418.

［4］ CECCHI L, D'AMATO G, ANNESI-MAESANO I. External exposome and allergic respiratory and skin diseases［J］. Journal of Allergy and Clinical Immunology, 2018, 141（3）: 846–857.

［5］ THANGAM E B, JEMIMA E A, SINGH H, et al. The role of histamine and histamine receptors in mast cell-mediated allergy and inflammation: the hunt for new therapeutic targets［J］. Frontiers in Immunology, 2018, 9: 1873.

［6］ SEIDMAN M D, GURGEL R K, LIN S Y, et al. Clinical practice guideline: allergic rhinitis［J］. 2015, 152（1）: S1–S43.

［7］ LEHTIMäKI J, THORSEN J, RASMUSSEN M A, et al. Urbanized microbiota in infants, immune constitution, and later risk of atopic diseases［J］. Journal of Allergy and Clinical Immunology, 2021, 148（1）: 234–243.

［8］ ZHANG Y, BIELORY L, MI Z, et al. Allergenic pollen season variations in the past two decades under changing climate in the United States［J］. Global Change Biology, 2015, 21（4）: 1581–1589.

［9］ ZISKA L H, MAKRA L, HARRY S K, et al. Temperature-related changes in airborne allergenic pollen abundance and seasonality across the northern hemisphere: a retrospective data analysis［J］. The Lancet Planetary Health, 2019, 3（3）: e124–e131.

［10］ STACH A, GARCíA-MOZO H, PRIETO-BAENA J C, et al. Prevalence of Artemisia species pollinosis in western Poland: impact of climate change on aerobiological trends, 1995–2004［J］. J Investig Allergol Clin Immunol, 2007, 17（1）: 39–47.

［11］ BRUFFAERTS N, DE SMEDT T, DELCLOO A, et al. Comparative long-term trend analysis of daily weather conditions with daily pollen concentrations in Brussels, Belgium［J］. Int J Biometeorol, 2018, 62（3）: 483–491.

［12］ SCHRAMM P J, BROWN C L, SAHA S, et al. A systematic review of the effects of temperature and precipitation on pollen concentrations and season timing, and implications for human health［J］. Int J Biometeorol, 2021, 65（10）: 1615–1628.

［13］ TAYLOR P E, FLAGAN R C, MIGUEL A G, et al. Birch pollen rupture and the release of aerosols of respirable allergens［J］. Clinical & Experimental Allergy, 2004, 34（10）: 1591–1596.

［14］ LI S, WU W, WANG G, et al. Association between exposure to air pollution and risk of allergic rhinitis: a systematic review and meta-analysis［J］. Environmental Research, 2022, 205: 112472.

［15］POOLE J A, BARNES C S, DEMAIN J G, et al. Impact of weather and climate change with indoor and outdoor air quality in asthma: A Work Group Report of the AAAAI Environmental Exposure and Respiratory Health Committee［J］. Journal of Allergy and Clinical Immunology, 2019, 143（5）: 1702–1710.

［16］陈非儿,林之靖,陈仁杰,等.我国6城市学龄前儿童哮喘及过敏性疾病与大气 PM$_{2.5}$的关联性研究［C］.中国环境科学学会室内环境与健康分会第八届学术年 会（IEHB 2017）论文集,中国环境科学学会,2017.

第十一章

健康城市的未来策略

第一节　应对气候变化的健康策略

在现代城市，气候变化已成为一个日益严峻的挑战。由于城市化的快速推进，人类活动排放了大量温室气体，由此导致的气候变化是不争的事实，气候变化又引起了城市热岛、城市污染等一系列环境问题。气候变化对公共健康产生直接或间接的影响，且其程度越来越强。

一、气候变化产生的影响

气候变化的直接影响包括致死率、发病率和伤害发生率增加。频发的气候灾害（如热浪、洪水、干旱和森林大火）对人类生命安全造成了极大的危害。譬如 2018 年日本热浪造成 20 000 多人中暑住院，老人占据其中半数以上。气候变化的间接影响包括通过干扰自然、生态和社会系统影响人口健康。气候变化可影响与人类健康密切相关的自然生态系统，改变蚊虫媒介的分布，扰乱作物生长，影响淡水的分布和供应，削弱抵御自然灾害的生态屏障，导致水、食物和虫媒疾病的增加，并影响饮用水、营养和粮食安全。此外，气候变化还会影响人类社会系统，气候灾害会破坏社会公共交通、文化教育和卫生系统。气候变化还可能导致大规模移徙（如许多岛屿国家和沿海城市因海平面上升而被洪水淹没），导致传染病流行、营养不良、精神健康问题增加以及医疗资源紧张。与此同时，一些地区的国家安全将受到威胁。气候变化对人口健康的间接影响可能远远大于直接影响。因此，气候变化被广泛认为是 21 世纪全球健康的最大挑战。

气候变化使得全球变暖，气温不断上升。目前，全球平均地表温度比工业化前水平高出约 1.0℃，对人类和自然系统造成的后果对健康和生计不利。随着温室气体持续以与过去十年相同的速度排放，预计 2030 年至 2052 年间全球变暖将达到 1.5℃。在第五次评估报告中，政府间气候变化专门委员会（IPCC）得出结论，在过去 50 年中，人类产生的二氧化碳、甲烷和一氧化二氮等温室气体导致了大部分观测到的地球温度上升。环境温度上升会给心血管和呼吸系统带来额外的压力。研究表明，长时间暴露在极端高温下可导致与热相关的直接死亡，例如热瘫痪、中暑、热痉挛和热晕厥，并且还可能主要通过脱水引起间接影响，包括心血管、呼吸和肾脏疾病。且随着气候变化引起的气温的快速上升会增加精神疾病、自杀和自我报告的精神健康状况不佳的天数。具体来说，低温会降低负面心理健康结果，而高温会增加负面心理健康后果。综上，高温对人类心理健康与身体健康都有着极大的影响。

全球变暖趋势预计将在未来几十年加剧，这可能会进一步增加与热有关的健康风险，特别是在大城市地区。大城市的健康水平普遍不平衡，许多城市地区正在经历频繁的极端高温，这可能使数百万居民面临夏季高温压力，导致包括死亡在内的健康风险增加。而且，不考虑人口老龄化可能会大大低估高温死亡风险。现有的研究尚未考虑到人口年龄结构的变化，就中国来看，由于最严格的人口控制政策，中国人口中的年龄结构变化正在迅速发生，老年人的比例显著增加。虽然人口对高温的适应可能会适度降低因气温升高而导致的过热死亡率，但由于城市居民的生活方式以及未来人口对气候变化适应程度的不确定性，中国城市人口的实际适应能力仍不确定。如果未来气温继续上升，对心血管和呼吸系统疾病的更强影响将导致更大的额外死亡率，除非采取适应性策略。因此，需要制定应对气温上升的适应政策和干预战略，以减少高温对特定疾病的影响。

二、进行健康城市建设以减缓气候变化

为了充分了解全球变暖的总体风险，需要了解在气候变化的情况下，通过控制温室气体排放在多大程度上能减缓气候变化。IPCC 预测 21 世纪末影响全球气候变暖的四种可能情景，即采取最强的温室气体控制措施减少其排放［代表性浓度路径（Representative Concentration Pathway，RCP）2.6 情景］，或没有约束的排放（RCP8.5 情景），另外还有介于这两者之间不同程度控制温室气体的排放（RCP4.5 情景和 RCP6.0 情景）。有学者根据此情景预测未来气候变化对中国大城市地区热相关死亡率的影响，相对于 RCP8.5，通过最严格的排放控制情景 RCP2.6 减缓气候变化，到 21 世纪

50 年代，中国 51 个城市每年可避免 12 900 人死亡，到 70 年代，每年可避免 35 100 人死亡。这说明高温对健康的影响被认为在很大程度上是可以预防的，对以往高温事件的检查可以为政策和战略制定以及公共卫生沟通提供相关证据。

与气候变化相关的风险正在日益影响人口健康和卫生系统。气候、社会和环境条件以及人类健康之间存在着复杂的相互关系。因此，健康的城市规划过程必须彻底重新审视城市化与气候变化和公共卫生之间的关系，必须正确理解和评估其对人口健康的可能影响。为了有效应对气候变化的影响，需要制定一系列健康策略，以确保城市居民的身体健康和生活质量。

1. 城市规划应对气候变化是前提

为了减少和防止气候变化对人类健康的危害，有必要在全球范围内大幅减少温室气体的排放。同时，了解气候变化对人口健康的影响及其未来趋势，对制定气候变化应对措施和相应的公共卫生政策至关重要。应对气候变化的城市规划研究总体上可以分为以下三个方面：减缓气候变化、应对极端气候和适应地域气候。

缓解气候变化的城市规划应对措施可分为三个方面：一是在能源使用端减少排放，通过土地的紧凑和混合使用来减少能源使用，提倡公共交通；二是在能源供应侧减少排放，采用新型清洁能源，减少温室气体排放；三是通过推广绿化和城市规划：以增加城市绿地、公园和树木的方式增加碳汇，增强城市环境的碳汇能力；应对极端气候灾害的城市规划要求城市适应日益频繁的极端气候事件，包括海平面上升、热浪、严寒、干旱、洪水、台风、沙尘暴和其他气候灾害，把因极端气候而产生的负面影响降至最低。国内关于应对极端气候的研究主要包括对极端气候事件的城市防灾规划、缓解城市热岛效应的通风道研究等。此外，城市可以提供冷却中心、警报系统和气温适宜的户外活动场所，以帮助居民应对高温和低温；适应地域气候的城市规划设计要求不同地域的城市规划应建立适应当地气候特点的城市规划方法体系。

在规划城市发展时，应充分考虑自然灾害、空气污染、水资源管理等因素，避免低洼地区和容易受灾地区的居民暴露在高风险环境中。此外，也要加强公共基础设施的韧性和抗灾能力，确保其在极端天气条件下的可持续运行。

2. 加强公众教育和意识提升是关键

人们需要了解气候变化对健康的影响以及如何保护自己。政府、媒体和教育机构应共同努力，通过组织宣传活动、制作信息资料和开展课堂教育，向公众普及气候变化知识、健康风险和适应措施。针对气候变化对健康的威胁，需要采取积极的预防和应对措施，同时也需要在个人层面上加强意识和行动，为创建一个更加健康和可持续的环境而作出努力。

3. 建立强大的早期预警和监测系统非常重要

气候变化可能导致疾病传播模式的改变，城市可加强监测和预警系统，以提前采取措施来预防疾病暴发，包括疫苗接种和公共卫生措施。尽管医疗保健在应对气候影响方面落后于其他部门，但它处于独特的领导地位。新冠肺炎大流行暴露了社会的健康不平等和医疗保健供应链的脆弱性。新冠疫情带来了一个前所未有的机会，使医疗保健可以向气候智能、气候友好的方向过渡，利用互联智能应对气候变化。智能预警可以帮助居民及时采取行动应对气候灾害。监测系统可以实时跟踪污染源排放情况，及时提醒有关部门采取措施减少污染物释放。此外，还应该建立气象、环境和健康数据共享平台，为相关研究和政策制定提供科学依据。

4. 鼓励可持续交通和生活方式

减少汽车排放是降低空气污染和碳排放的重要措施之一。政府可以提供更多的公共交通选择，并鼓励人们步行、骑行或使用清洁能源交通工具。此外，还应该推广节能减排的生活方式，如低碳饮食、节约用水和能源等。

5. 加强对脆弱群体的关注和保护

气候变化对经济困难、健康不良的人群影响更大。政府应加强社会保障体系，提供医疗救助、庇护所和食物援助等服务，确保脆弱群体基本生活需求得到满足。

6. 加强国际合作和交流

气候变化是全球性挑战，需要各国共同应对。每一个国家都应加强与其他国家和国际组织的合作，分享经验、技术和资源，通过建立健康城市网络，加强合作和交流，推动全球健康城市的发展。

除此之外，气候变化可能导致干旱和洪水等水资源问题。城市可以改进水资源管理，鼓励水资源的有效利用，确保居民有足够的饮用水和防洪措施。城市也可以推广垃圾回收和处理，减少垃圾堆积，同时改善污水处理系统，以减少水污染和健康威胁。

这些策略有助于城市应对气候变化，保护城市居民的健康，同时也有助于减少对环境的负面影响。健康城市需要综合性的规划和合作，涉及政府、社会组织、居民和私营部门的共同努力。

第二节　增强城市的抗击灾害能力

近年来，全球气候变化加剧，城市化进程加快，各地极端天气频发，暴雨、强风、高温等带来洪涝、干旱等一系列灾害，这些灾害不仅给人们的生命和财产安全造成严重损失，也对城市的经济安全和社会发展构成严峻挑战。如 2011 年日本宫城县的海啸和 2012 年新泽西州的超级风暴桑迪。

一、中国普遍面临着城市灾害

作为最大的发展中国家，中国城市化急剧推进，城市数量不断增加，城市经济迅速繁荣，城市建设日新月异，城市民生不断改善。但是，近年来其城市灾害频发、损失严重也是一个突出的问题。与此同时，各种类型的事故以及公共卫生和社会安全事件也容易频繁发生。其中如 2021 年郑州特大暴雨对电力系统、通信基站等造成破坏，城市运行"卡顿"；2023 年超强台风"杜苏里"对人民群众生命财产安全构成巨大威胁。

我国城市正面临着由快速城市化所带来一系列的常见的"城市病"，如慢性病患病率的大幅上升、新发传染病的快速传播和生活压力与收入差距过大导致的心理疾患等。常态化下城市的伤害和伤害死亡率不断上升，归因于人群对城市环境的危险因素的暴露增加。

二、典型城市灾害——极端高温致死率的上升

气候极端事件已经成为全球的新常态，其中有些加剧了原有的"城市病"。热岛效应致死率则一直受人群关注。以往研究往往利用全球气候模型（GCM）和人口统计数据库进行极端高温导致的死亡率。然而全球气候模型在区域尺度上表现过于粗略，且通用的人口增长情况并不符合我国国情。清

华大学基于区域气候模型（RCM），考虑中国未来的气候减缓政策和人口结构变化，预测了中国未来的热浪死亡率，目的在于揭示不同气候变化情景[8]（代表性浓度路径[9] RCP2.6、RCP4.5 和 RCP8.5）下未来热浪相关死亡率的时空动态，并探索已确定的变化模式背后的驱动因素。

三种情景下，中国的热浪发生频率表现出显著的逐渐上升的趋势。但进行干预的效果十分明显，高排放情景（RCP8.5）下的热浪天数持续高于中度排放情景（RCP4.5）和碳减排显著的绿色道路（RCP2.6）（图 11-1）。在 RCP8.5 和 RCP4.5 条件下，2090 年热浪年发生频率较 1986—2005 年基准期分别增加 10.3 倍和 5.2 倍。然而在 RCP2.6 下，每年 14 个热浪日的频率仅增加了 2.6 倍（图 11-1）。

在如此严峻的背景下，打造一个安全、韧性、健康、城市迫在眉睫。这些灾害不仅严重威胁人们的生命安全，还能对人们心灵造成不可磨灭的创伤，导致各种心理疾病以及精神疾病。在灾难期间，人们通常会寻求相互帮助，然而在新冠肺炎疫情中，人们可能会失去工作、经济储蓄或亲人，可能不得不在没有朋友或家人支持的情况下进行隔离或长期隔离。在这种情况下，人们感到无助和绝望，痛苦的程度逐渐增加。因此，我们应建设"韧性

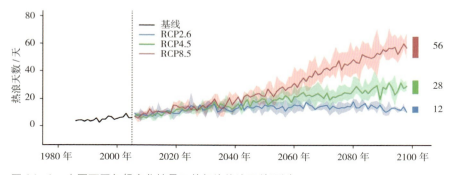

图 11-1　中国不同气候变化情景下的年均热浪天数预测

8　气候变化情景又称气候情景，是指在不同的未来发展路径下，气候系统可能的变化和影响。通过建立不同的气候情景模型，可以模拟和评估未来气候变化对环境、经济和社会的影响。

9　代表性路径浓度又称 RCP，是政府间气候变化专门委员会（IPCC）提出的一系列综合的浓缩和排放情景，用作 21 世纪人类活动影响下气候变化预测模型的输入参数，以描述未来人口、社会经济、科学技术、能源消耗和土地利用等方面发生变化时，温室气体、反应性气体、气溶胶的排放量，以及大气成分的浓度。

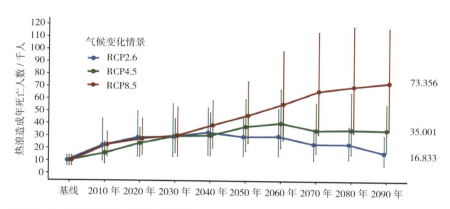

图 11-2　中国热浪造成的十年平均死亡人数预测

（注：RCP 包括 RCP8.5、RCP6.0、RCP4.5 和 RCP2.6 四种情景，分别对应无气候变化政策干预、两种政府干预、温室气体浓度非常低时的情景。）

城市"。"韧性城市"是指城市能够凭自身的能力抵御灾害，减轻灾害损失，并合理地调配资源以从灾害中快速恢复过来，即要求增强现有城市的抗击灾害的能力。构建韧性城市，推进以人为中心的新型城镇化，应加强历史文化保护，塑造城市风貌，加强城市老旧小区改造和社区建设；增强城市防洪排涝能力，建设海绵城市和韧性城市；提高城市治理水平，加强特大城市治理中的风险防控，还包括提高社区公共卫生危机治理的韧性，真正发挥中央和地方政策在解决基层社区公共卫生问题中的权威作用。

三、韧性城市的建设

增强城市的抗击灾害的策略是为了创建一个宜居、健康、可持续的城市环境，以满足不断增长的城市人口的健康需求。以加强城市抗击灾害能力为目标，可以从以下几个方面入手：

1. 加强灾害防范意识

通过定期的公众教育，加强公众的灾害防范教育和宣传，提高市民对自然灾害的认知和理解，增强社会大众的灾害预警与应急处置能力。制定并实施灾害演练，以提高居民和救援队伍的应急能力。中国政府有效控制新冠肺炎疫情蔓延，基层社区在抗击新冠肺炎中发挥重要作用，正得益于中国政府在 2007 年就发起了建设国家综合减灾示范社区的倡议。活动重点在于加强社区应急设施建设、应急宣传教育和风险排查，目的在于提高城乡社区的防灾能力和应急管理水平，增强社区居民的防灾意识和自救能力。

2. 健全灾害监测预警体系

推动科技减灾，利用智能城市技术，如传感器和数据分析，完善城市灾害监测预警系统，包括气象、地质、水文等多个方面，及时掌握灾害发生的可能性和趋势，并进行实时预警与信息发布，让市民有足够时间做好应对准备。同时，建立智能交通管理系统，以便在灾害发生时能够有效疏散人员和减少交通拥堵。例如，2023 年在北京房山区的一处泥石流隐患点位，突发地质灾害监测预警系统发挥着重大作用，其运用大数据、物联网、人工智能、遥感、GIS、北斗等技术，结合 10 个山区的 477 处重要突发地质灾害隐患点，布设 16 类 1 889 台（套）专业设备，构建起数据管理、动态展示、预警分析等八大模块，基本实现了对监测点的动态管理和精准防控。此外，北京还基于数字孪生技术，建立了城市内涝模拟模型，以首都功能核心区为重点，反演内涝积水的位置、面积和积水深度，绘制出核心区内涝风险图。相关负责人表示，"在汛期前，我们就以内涝风险图为依据，为市应急管理局等部门针对下凹桥、低洼路段等点位进行了风险提示，相应风险点位加强了监测设备布设和抢险人员值守。"

3. 加强基础设施建设

加大对城市水利、排水、电力、交通等基础设施的投资和建设，确保其具备抗御自然灾害的能力。例如，修建抗洪排涝设施、加固桥梁和道路、改造易受灾区域的住房等。推广使用环保、耐震和节能建筑材料，以提高建筑的灾害韧性。

4. 建立健全应急管理机制

尽快开展城市灾害应急管理立法研究，构建城市突发事件应急能力和处置法律法规体系，构建应对和处置各类城市突发事件的法律法规体系是加强城市灾害应急能力建设的根本举措。同时建立灾害应急管理部门，并配备专业人员，制定详细的灾害应急预案，包括风暴、地震、洪水、林火等多种类型的灾害，并进行定期演练和检验，确保在紧急情况下能够协调各种应急响应。

5. 发挥政府的主导作用

建立全社会统一的灾害管理指挥协调机制，对灾害实行部门分工管理，实则削弱了城市灾害应急管理的能力，不能充分发挥政府在城市灾害应急治理中的主导作用。因此，第一步是制定全社会灾害管理的总体发展目标，制定科学的综合防灾减灾计划，建立适合城市社会经济发展的灾害管理体系，全面提高城市灾害应急综合管理能力。其次，政府应率先建立分级灾害管理，建立统一指挥、上下联动、左右协调的运行机制。

6. 促进科学合理的城市规划

在城市规划过程中，充分考虑自然灾害的影响因素，避免在易受灾区域进行大规模建设。同时，加强对已建成区域的风险评估，采取必要的治理措施，降低灾害风险。

7. 强化跨部门合作和国际交流

在全球化背景下，自然灾害已成为全球性问题，需要各国共同应对，需要加强国际交流，构建抗灾联盟，共同应对地震、洪水、台风等自然灾害。同时，加强各部门间的合作与协调，打破各部门之间的信息壁垒，形成统一高效的应急指挥体系。

此外，还应该研究城市灾害应急能力的模型。该模型可以详细反映城市各应急管理机构或组织的应急能力水平，识别管理过程中的薄弱环节，并重点制定计划，逐步提高和不断优化城市灾害应急能力，以更有效地帮助城市增强灾害应急能力。

总的来说，增强城市的抗击灾害能力需要从多个方面入手，包括加强城市规划和建设、提高城市灾害预警和应对能力、加强城市居民防灾减灾教育、推进智能化城市建设以及加强国际合作，构建抗灾联盟。只有通过全社会的共同努力，才能有效提高城市的抗击灾害能力，保障人民群众的生命和财产安全，促进城市的可持续发展。

第三节 健康城市的全球合作与网络

一、健康城市规划的发展历史

健康城市规划的历史可以追溯到 19 世纪初。世界卫生组织于 1986 年在欧洲正式提出健康城市项目，并以 5 年时间为阶段推进健康城市发展。该项目主要关注健康教育、健康平等、社区健康、健康评估、健康相关政策、项目外交。此外，在城市规划方面，该项目的最初目标是引入健康城市建设的新制度和新方法，并促进各部门充分参与健康城市规划。

20 世纪 90 年代，随着健康城市项目的广泛推广，越来越多的国家形成了合作网络，将健康城市规划纳入其国家政策。德国在格赖夫斯瓦尔德举行的年度大会上进一步加强了其健康城市网络，并强调了健康影响评估和城市规划的重要性。韩国于 1995 年颁布了《国家健康促进法》，并于 1998 年强调，在城市层面，健康城市由规划部门和卫生部门或规划部门和公共卫生中心负责。

21 世纪初，世界卫生组织先后提出了城市卫生发展规划（CHDP）和健康城市规划（HUP）等概念，强调与卫生服务规划相比，基于城市管理的新动态和卫生与城市规划相结合的原则来处理城市空间规划更有意义。2003 年，世界卫生组织在《世界卫生组织欧洲健康城市网络第四阶段（2003—2007 年）：目标和要求》中提出了健康城市规划（HUP）的概念，该概念涉及鼓励和支持城市规划者将健康纳入规划战略和倡议考虑，并强调公平、福祉、可持续发展和社区安全。此外，更多的国家在制定国家卫生政策和法律时将城市规划置于重要位置。2006 年至 2016 年，巴西将城市规划战略纳入国家健康促进政策（PNPS），促进健康城市发展。2016 年，中国发布了《"健康中国 2030"规划》，强调城市应将健康纳入城市规划和设计，作为将健康纳入所有政策的第一步。

在过去的 40 年里，中国的快速城市化给城市人口带来了前所未有的健康益处，但也给城市的健康保护和促进带来了新的挑战。随着从农村生活向城市生活的转变，越来越多的人享受到城市所能提供的健康优势。例如，2010 年城市男性居民的平均预期寿命估计比中国农村男性居民长 7.09 岁；城市女性寿命延长 6.64 岁。然而，从气候变化到污染，环境问题层出不穷。建筑密度容易导致城市热岛效应，而不透水表面的扩大使城市在降雨量增加的同时更容易受到洪水的影响。然而，变化正在进行。中国的特大城市曾经空气污染严重，随着一系列举措，现在空气质量显著提高。因此，改善居民生活质量构建更加健康、繁荣的城市环境迫在眉睫。

二、世界卫生组织倡导建设健康城市

建设健康城市，是世界卫生组织倡导的一项全球性行动战略，其根本价值为从全面控制健康影响因素的角度应对城市化进程中众多困扰人类健康的问题。打造健康城市需要全球合作和网络，因为健康城市的构建涉及许多复杂的因素，如公共卫生、城市规划、医疗资源分配等。以下是关于健康城市的全球合作与网络的一些关键方面：

1. 建立和加强国际合作机制

各国政府和组织可以签署合作协议，共同关注城市环境和公共卫生问题。例如，可以建立国际性的城市联盟或网络，让不同城市之间可以分享成功的健康城市实践经验；收集并共享关于城市健康政策、项目和研究的信息，以便城市可以互相学习和借鉴最佳实践。

2. 举办交流会议和研讨会

定期举办国际性的健康城市交流会议和研讨会，提供一个平台供城市管理者、专家学者和相关行业代表分享研究成果、交流经验和讨论解决方案。

3. 制定标准和指南

制定国际性的城市健康标准和指南，以帮助城市规划和实施健康城市政策。借助国际组织和专业机构的支持，确保这些标准得到广泛采用。合作建立统一的城市健康数据指标体系，实现城市间数据的共享与比较分析，帮助各城市更好地了解自身问题并进行改进。

4. 知识共享与资源分配

建立在线的知识共享平台，提供健康城市建设的最新信息、指导文件、研究报告等，方便各国城市获取相关资讯并应用于实践中。国际合作不仅可以帮助确保卫生资源更公平地分配给城市，特别是在卫生不平等问题方面，还可以协助城市共同应对流行病和大规模公共卫生威胁。

5. 可持续城市规划

在国际层面推动可持续城市规划的最佳实践，包括城市绿化、交通规划、环境保护等，以提高城市居民的生活质量。通过开展城市间的合作项目，共同解决气候变化、污染和生态系统崩溃等问题，一起推动健康城市建设。

6. 卫生与基础设施创新

促进城市卫生与基础设施的创新，包括数字健康技术、智能城市解决方案、清洁能源等，以提高城市的可持续性和健康水平。国际网络可以帮助不同城市分享最新的科技和技术发展，以应对新的健康挑战。

7. 开展技术支持和培训计划

建立技术支持和培训计划，提供健康城市建设所需的专业知识和技能，包括培训城市管理人员、卫生专业人员和社区工作人员，增强其在健康城市建设中的能力。

8. 紧急响应和卫生援助

建立国际应急响应机制，以帮助城市在公共卫生危机和灾害事件中有效地合作，确保城市能够获得国际支持和援助，以应对紧急卫生威胁。

三、碳中和城市联盟

碳中和城市联盟（Carbon Neutral Cities Alliance，CNCA）成立于 2015 年 4 月，是一个由全球领先城市组成的合作组织，通过构建可持续发展城市网络，推动领先城市在未来 10 ～ 20 年内实现碳中和，到 2050 年将城市的温室气体排放量削减 80%（与 2000 年相比）。除了碳中和城市的概念，还有其他各类城市概念，例如低碳城市、零碳城市和负碳城市，在此不再叙述。同样地，为了应对气候变化，世界上很多城市也加入各种各样的城市组织——气候与能源市长公约、碳中和城市联盟、气候雄心联盟和 C40 城市等国际倡议。

目前，该联盟已吸引 22 个城市共同参与开展碳中和工作，包括阿姆斯特丹（荷兰）、哥本哈根（丹麦）等城市。这些城市共同表示将推广再生能源的普及率，并将碳中和预期实现年限设置为 2050 年。但其中，表现最为积极的是哥本哈根和阿德莱德，均致力于在 2025 年前实现碳中和，努力成为"全球首个碳中和城市"。

虽然现在越来越多的城市联合声明以应对气候变化，但是碳中和这一概念仍未达成共识，在相关研究中仍存在许多无法实际应用的问题。本节将从碳中和城市概念模型及碳排放测算三大部分进行讨论。

碳中和城市的排放范围包含两个方面。一方面是排放的地理边界，目前有提案分为三个边界：基于地理边界的内部排放、核心市政活动直接造成的外部排放以及非核心活动造成的内部或外部排放。这里应当注意的是，为了推进碳排放的减少，碳中和允许通过第三方购买补偿抵消额外的碳排放，这也是叫作"碳中和"而非"零碳"的由来。另一方面则是温室气体的范围，不同城市的排放报告通常参考温室气体协议对排放范围的定义（图11-3）。

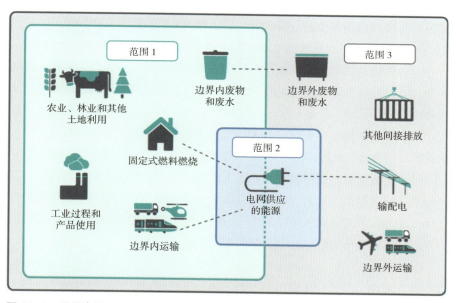

图11-3 世界资源研究所定义的温室气体排放范围

范围1：城市边界内源头的直接温室气体排放。

范围2：由于在城市边界内使用电网提供的电力、热力、蒸汽和（或）冷却而产生的间接排放。

范围3：由于城市边界内发生的活动而在城市边界外发生的所有其他间接温室气体排放。

实际上，CNCA等组织对碳中和的定义也非常灵活，其碳中和的目标和实现路径也各有不同，通常反映了城市的历史背景、现有建筑环境、能源系统治理结构等。能源方面，哥本哈根在风能发电领域走在前沿，丹麦40%

的电能已来源于风力。交通方面，哥本哈根铺设了总长 375 km 的专用自行车道，包含横跨内陆河的大桥，是穿行哥本哈根市中心的最快方式。而澳大利亚阿德莱德在提高建筑能效上，选择将太阳能作为主要的城市能源，推动市内建筑安装普及太阳能屋顶（包括太阳能光伏和太阳能热水器）。

CNCA 指出深度脱碳计划已经开始成为一种复杂的、数据驱动的、适应性强的绩效管理方法，越来越多地与其他城市规划流程相结合。并提出一个初步的深度脱碳框架，该框架囊括城市四大碳排放系统：能源供应、建筑节能、交通运输和固废物。

（1）能源供应。城市间的能源供应状况和特点各不相同，然而，在诸多差异之中，城市的能源供应系统应当具有共同的特征：引入脱碳电力；增加可再生能源的本地生产；减少电力需求和消耗；消除化石燃料热源；追求"未来效用"模式；启用智能电网；集成全市能源管理。

（2）建筑节能。建筑节能方法广泛适用于不同的气候条件、电源、供暖和制冷、窗户和照明以及建筑围护结构。方法包括将现有建筑改造成高效和可再生能源的建筑；鼓励并要求新建筑物实现净零能耗或者具有可再生能源正产出；增加市场上建筑能源性能信息的可用性；推进/要求以绩效为导向的建筑能源管理；发展"绿色建筑"经济领域。

（3）交通运输。目前为止，城市主要的出行方式仍是化石燃料汽车，这使得交通通常是最大的两大碳排放系统之一。城市中相当多的基础设施如停车场、加油站等基础设施都是响应化石燃料汽车需求的不断增加，即使是电力汽车，其提供动力的电力也通常都由化石燃料产生。

深度脱碳框架建议采取下列措施：改变提供交通的动力的市场份额；提供一系列现代、舒适、无障碍的出行选择；促进清洁技术和燃料的"市场支配地位"；快速迈向完整、互联、区域化的交通系统；改变他们对替代城市形态的思考方式，并推进其发展。

（4）固体废物。通过废物回收系统防止浪费、减少和再利用材料、回收和堆肥、以零碳排放的方式回收能源，实现理智消费；实现"零浪费"；促进可持续消费；激励并要求生产者承担责任。

四、碳排放的测算

讲清楚碳排放测算，则必须有以下几个关键概念：

（1）基准年。大约 40% 城市使用《京都议定书》的 1990 年，其余的使用 2005—2010 年作为基线。

（2）地理边界及温室气体排放范围，上文已提及。

（3）排放源。全球社区规模温室气体排放清单（GPC）是城市使用最广泛的清单模型，它将排放分为六个主要部门，并有多个子部门：固定能源（包括住宅和商业建筑）、运输、消费、工业过程和产品使用、农业、林业和土地利用和其他。

目前国际上主流的碳排放测算主要有三种。第一种是基于监测的方法，国内主要由中科院遥感所和对地监测中心进行，主要利用卫星数据来获取实时的二氧化碳排放量。第二种是涉及使用土地使用和土地变化的数据和模型来估算由于森林砍伐、农业活动等导致的二氧化碳排放。第三种则是基于能源消费量的部门法、参考法和投入产出法。部门法主要是以部门为基础分部门、分燃料品种、分主要设备进行温室气体排放的核算，这种方法对数据量的要求较大，但一般而言也认为较为准确；参考法以碳平衡为出发点，以"表观消费量"为基础数据，参考法对数据要求不多易于计算，但参考法只考虑"表面消费"而非"实际消费"，并且由于采用的是综合参数加上各种损失和误差，结果可能并不精确，但大体可以作为其他方法计算结果的校验依据。投入产出法是一种估算温室气体排放的方法，它从消费的角度出发，考虑了产品和服务从生产到最终消费过程中的所有排放。

然而中国是世界上碳排放量最高的国家，排放量约占全球的 1/4，然而西方发达国家科研及政府机构发布的中国碳排放数据主要依据发达国家经验估计，可能会导致较大误差。这里可以参考清华大学关大博教授团队于 2016 年创建的中国碳核算数据库（CEADs）。CEADs 致力于构建可交叉验证的多尺度碳排放核算方法体系，编制涵盖中国及其他发展中经济体碳核算清单，打造国家、区域、城市、基础设施多尺度统一、全口径、可验证的高空间精度、分社会经济部门、分能源品种品质的精细化碳核算数据平台。

政府间气候变化专门委员会的领域碳核算法涵盖了城市领土内人类经济活动的所有直接排放，被广泛用于设计低碳政策和分配全球气候变化目标。关大博教授团队基于此方法制定了 2001—2019 年中国 287 个城市 CO_2 排放清单。研究考虑了 47 个社会经济部门和 17 种化石燃料的化石燃料相关排放，以及水泥生产中与工艺相关的排放。清单按 47×17 矩阵构成。每列都显示一种化石燃料或工业过程的排放。47 行表示经济部门，与中国的国民经济核算体系（SNA）一致。研究识别了主动或被动达到排放峰值的城市，并探讨了影响这些趋势的因素。关键发现包括城市间排放模式和驱动因素的差异，强调了制定针对性低碳政策的重要性。

下列两式分别用于计算与化石燃料相关的排放量和与工艺相关的排放量

$$CE_{ij} = AD_{ij} \times NCV_i \times CC_i \times O_{ij} \tag{1}$$

$$CE_{cement} = AD_{cement} \times EF_{cement} \tag{2}$$

式中，CE_{ij} 表示部门 j 中燃料 i 燃烧产生的排放量；AD_{ij} 是指活动数据（相应化石燃料类型和部门的消耗量）；NCV_i（净热值）、CC_i（碳浓度）和 O_{ij}（氧化效率）是燃料 i 的排放因子。CE_{cement} 是水泥生产过程中与工艺相关的排放物，计算为活动数据（AD_{cement}，水泥产量）和排放因子（EF_{cement}，即单位水泥产量的排放量）。

研究结果显示，2014 年中国城市碳排放量（2.12 亿～2.587 1 亿 t）、人均排放量（0.58～149.41 t）、排放强度（2010 年 0.02～1.59 t/ 千元）等范围巨大，表明城市排放量、规模和发展水平存在巨大差异。

总排放量排名前十的城市（图 11-4 所示）共有两类，一是经济规模大、消费量高的特大城市（如江苏南京和上海），二是能源密集型的制造业城市

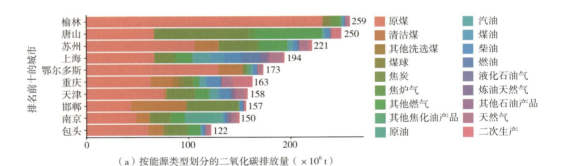

（a）按能源类型划分的二氧化碳排放量（×10⁶ t）

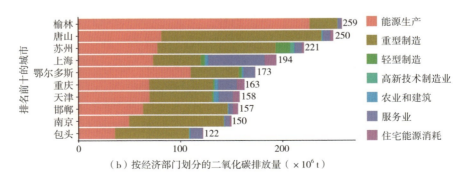

（b）按经济部门划分的二氧化碳排放量（×10⁶ t）

图 11-4　2014 年十大城市排放结构

（如河北唐山和陕西榆林）。2014 年，排名前十的城市占 252 个城市总排放量的 18.2%，占总人口的 8.5%，占 GDP 的 15.3%，而后半部分（126 个城市）的排放量占总排放量的 19.0%，占总人口的 41.5%，占 GDP 的 24.7%。城市之间如此之大的差异使得我们可以集中精力处理拥有超级排放量的城市。

全球合作与网络对于创建可持续发展的健康城市至关重要，因为城市中的健康问题往往涉及跨境性质的挑战，需要跨越国际界限的协调与合作。这种协作有助于提高城市居民的生活质量，减少健康不平等，并推动可持续发展。

第四节　创新与科研：塑造健康城市的未来

新冠肺炎疫情给全人类健康带来挑战。全球健康城市建设步伐普遍加快。健康城市研究涉及多种问题，包括城市再生和发展带来的健康和可持续性收益、健康决定因素分析、健康城市指标、有效的社区健康促进、信息技术应用和问责制问题。健康城市建设具有显著的全球空间自相关性，集聚性逐渐增强。医疗卫生进步是重要因素；经济发展水平是主导支撑；资源环境禀赋是基本条件；公共服务保障提供重要支撑；科技创新能力为健康城市建设提供技术支撑。"自然—人体—健康城市"的概念模型由此被提出，并据此构建了医疗水平、经济基础、文化发展、社会服务、生态环境五个维度的健康城市建设评价指标体系，探讨中国健康城市建设的时空异质性。并表示此研究将为推动健康城市建设，助力健康中国战略的实施提供科学依据。

建设健康城市是世界卫生组织为解决世界范围内城市化带来的社会和环境问题而倡导的全球性战略，也是新时期中国推进美丽中国、健康中国战略的重要抓手。《"健康中国 2030"规划纲要》提出"把健康城市和健康村镇建设作为推进健康中国建设的重要抓手"，建筑和社区是城市的"细胞工程"，需要探索"健康建筑—健康社区—健康城市"一体化的健康全链条设计方法，支撑健康中国建设。健康城市构建必然面临着种种困难与挑战，这要求我们不仅要制定技术标准，引领健康建筑发展，还要开展科学研究，为健康建筑发展提供理论和技术支持。

随着城市化进程的不断加速，城市中人口密度的增加以及生活方式的改变，城市居民越来越关注人们居住环境的质量和健康问题。建设健康城市已经成为全球各大城市都面临的重要任务之一。而在实现这个目标的过程中，创新和科研发挥了关键的作用。

通过科研和创新，城市可以更好地理解和解决健康挑战，提高居民的生活质量。可以通过以下几个方面实现：

（1）科技创新。利用先进的科技手段，如人工智能、大数据、物联网等，开展城市健康数据的收集、分析和应用。通过精准的数据分析，可以更好地了解城市居民的健康状况和环境质量，为城市规划和管理提供科学依据。

（2）发展创新的医疗技术。加强对新型医疗技术的研发与应用，如远程医疗、智能诊断等，提高医疗保健服务的质量和效率，提高疾病的诊断和治疗效果。例如，利用人工智能技术开发的医疗影像识别系统可以实现快速、准确地检测疾病；基因编辑技术的突破可以彻底解决一些遗传性疾病。同时，推动生物医药、医疗器械等领域的创新，为居民提供更好的医疗保健设施和服务。

（3）建立跨学科的合作机制。鼓励不同领域的专家、学者和研究机构之间的合作，如社会科学、医学、环境科学、城市规划等。跨学科合作可以促进知识的交流与碰撞，推动创新思维和解决问题的能力。

（4）鼓励社区参与和居民自主健康管理。通过创新的社区参与机制，鼓励居民积极参与健康城市的建设和管理。例如，建立健康促进志愿者团队，开展健康教育、疾病筛查和健康咨询等活动，增强居民的健康意识和行为习惯。

（5）推动城市规划与设计创新。通过科学地分析城市空间布局和资源配置，能够更好地提高城市居民的健康水平。例如，利用先进的传感器技术和数据分析方法，可以实时监测城市中的污染物浓度，有针对性地采取措施减少污染源，并优化交通流动以减少交通拥堵，从而改善空气质量，保护居民的健康。同时，在城市规划和设计中注重人文关怀和健康因素的考虑。倡导打造宜居环境，如增加公共绿地和休闲设施、改善交通流线、减少噪声污染等，以提升居民的生活质量和健康水平。

（6）支持创新型企业和初创公司。鼓励和支持创新型企业和初创公司在健康城市领域的研发和创新。提供政策支持、资金扶持和创业孵化等多种方式，推动新兴科技和商业模式的应用于健康城市的建设。

（7）数字健康技术。随着数字技术的快速迭代，全面推进城市数字化转型已成为塑造未来城市核心竞争力、推进城市治理现代化的关键举措。利用信息技术和传感器来监测城市环境和居民健康。开发健康应用程序和在线平台，以提供健康信息和服务，包括在线医疗咨询和预防性健康提醒。

（8）大数据分析。收集、整合和分析城市健康数据，以了解健康趋势和风险。利用大数据来改进卫生服务的交付方式，例如，通过优化医院资源分配和卫生应急响应。

（9）智能城市规划。基于数据和模型，规划城市以最大程度地提高居民的健康。设计城市交通系统、住宅区、公共空间和工作场所，以减少空气污染、噪声和交通拥堵等对健康的不利影响。

（10）医疗科技创新。支持医疗科技的研发和应用，如远程医疗服务、医疗机器人和3D打印的医疗设备。促进精准医疗，通过基因组学和生物信息学来预测和个性化治疗。

（11）社会创新。鼓励社会企业和非政府组织在健康城市领域开展创新，以填补卫生不平等的差距。支持社区驱动的项目，帮助居民改善健康，特别是在贫困社区中。

（12）环境可持续性。利用科研来改进城市的环境可持续性，减少空气污染、水质问题和气候变化对健康的影响。推动清洁能源和废物管理创新，以减少城市的碳排放和环境污染。

（13）国际合作。在全球范围内合作，分享最新的健康城市科研成果和创新解决方案。参与国际合作项目，以共同应对全球性健康挑战，如大流行病和流行病威胁。

创新与科研在塑造健康城市的未来中发挥着关键作用，因为它们能够提供新的洞见和解决方案，有助于改善城市居民的健康、幸福和生活质量。城市领导者、研究机构、行业合作伙伴和社区都应积极参与，以实现这些目标。

参考文献

［1］ 童世庐. 应对气候变化, 保障人群健康——"气候变化与人群健康"专栏之序［J］. 环境与职业医学, 2020, 37（1）: 1-2.

［2］ TONG S, EBI K. Preventing and mitigating health risks of climate change［J］. Environmental Research, 2019, 174: 9-13.

［3］ FRANKLIN R C, MASON H M, KING J C, et al. Heatwaves and mortality in Queensland 2010-2019: implications for a homogenous state-wide approach［J］. Int J Biometeorol, 2023, 67（3）: 503-515.

［4］ MULLINS J T, WHITE C. Temperature and mental health: Evidence from the spectrum of mental health outcomes［J］. Journal of Health Economics, 2019, 68: 10.1016/i.jhealeco.2019.102240.

［5］ LI Y, REN T, KINNEY P L, et al. Projecting future climate change impacts on heat-related mortality in large urban areas in China［J］. Environmental Research, 2018,

163: 171–185.

［6］ WANG C, DONG X, ZHANG Y, et al. Community resilience governance on public health crisis in China［J］. IJERPH, 2021, 18（4）: 2123.

［7］ CHEN H, ZHAO L, CHENG L, et al. Projections of heatwave-attributable mortality under climate change and future population scenarios in China［J］. The Lancet Regional Health-Western Pacific, 2022, 28: 100582.

［8］ JIA B, CHEN Y, WU J. Bibliometric analysis and research trend forecast of healthy urban planning for 40 Years（1981–2020）［J］. IJERPH, 2021, 18（18）: 9444.

［9］ PLUMER K D, KENNEDY L, TROJAN A. Evaluating the implementation of the WHO Healthy Cities Programme across Germany（1999–2002）［J］. Health Promotion International, 2010, 25（3）: 342–354.

［10］ MOON J Y, NAM E W, DHAKAL S. Empowerment for healthy cities and communities in Korea［J］. Journal of Urban Health, 2014, 91（5）: 886–893.

［11］ GREEN G, ACRES J, PRICE C, et al. City health development planning［J］. Health Promotion International, 2009, 24（Supplement 1）: i72–i80.

［12］ BARTON H, GRANT M. Urban Planning for Healthy Cities［J］. Journal of Urban Health, 2012, 90（S1）: 129–141.

［13］ HARRIS P, KENT J, SAINSBURY P, et al. Healthy urban planning: an institutional policy analysis of strategic planning in Sydney, Australia［J］. Health Promotion International, 2020, 35（4）: 649–660.

［14］ SUMMERSKILL W, WANG H H, HORTON R. Healthy cities: key to a healthy future in China［J］. The Lancet, 2018, 391（10135）: 2086–2087.

［15］ YANG J, SIRI J G, REMAIS J V, et al. The Tsinghua-lancet commission on healthy cities in China: unlocking the power of cities for a healthy China［J］. The Lancet, 2018, 391（10135）: 2140–2184.

［16］ ALLIANCE（CNCA）C N C.Carbon neutral cities anlliance［EB/OL］.2024–02–01https: //carbonneutralcities.org/.

［17］ KENNEDY S, SGOURIDIS S. Rigorous classification and carbon accounting principles for low and Zero Carbon Cities［J］. Energy Policy, 2011, 39（9）: 5259–5268.

［18］ Fong W K, Sotos M, Doust M, et al. Global protocol for community-Scale Greenhouse Gas Emission Inventories (GPC) [R]. New York: World Resources Institute, 2015.

［19］ Carbon Neutral Cities Alliance. Framework for long-term deep carbon reduction planning: executive summary [EB/OL]. 2014–06–01. http://www.carbonneutralcities. org.

［20］ CEADS.Carbon emission accounts & datasets for emerging economics［EB/OL］2024–02–01.https://www.ceads.net.cn/.

［21］ SHAN Y, GUAN Y, HANG Y, et al. City-level emission peak and drivers in China［J］. Science Bulletin, 2022, 67（18）: 1910–1920.

［22］ ZHAO M, QIN W, ZHANG S, et al. Assessing the construction of a healthy city in China: a conceptual framework and evaluation index system［J］. Public Health, 2023, 220: 88–95.

图书在版编目（CIP）数据

健康城市 ： 全球视野下的策略与挑战 / 徐迪著.
上海 ： 上海科学技术出版社，2024. 7. -- ISBN 978-7
-5478-6683-2

Ⅰ．R126.2

中国国家版本馆CIP数据核字第20246C6J39号

健康城市：全球视野下的策略与挑战

徐 迪 著

上海世纪出版（集团）有限公司

上 海 科 学 技 术 出 版 社 出版、发行

（上海市闵行区号景路 159 弄 A 座 9F–10F ）

邮政编码 201101   www.sstp.cn

上海雅昌艺术印刷有限公司印刷

开本 787 × 1092   1/16   印张 12.75

字数 200 千字

2024 年 7 月第 1 版   2024 年 7 月第 1 次印刷

ISBN 978–7–5478–6683–2/TU · 352

定价：98.00 元
